思想觀念的帶動者
文化現象的觀察者
本土經驗的整理者
生命故事的關懷者

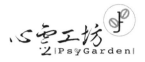

MentalHealth

黑暗來襲，風暴狂飆，讓生命承載著脆弱與艱辛
猶如汪洋中一塊浮木，飄向無盡混沌迷霧
勇敢接受生命中的不完美，視為珍寶禮物
懷著信心、希望與愛，重燃生命，點亮靈魂！

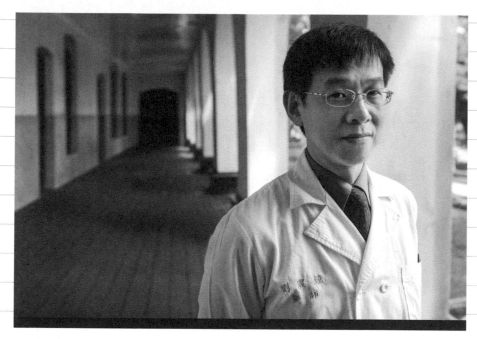

著 ── 劉震鐘

不只是怪，
可能是病了

認識日常生活中的精神病

在病與非病之間，沒有明顯的分隔線
不妨先以寬容的心去理解：「啊！原來也有這樣的人」
一旦發現徵兆，就需要精神科醫師的鑑別與治療，
學習面對與調適，即可有效改善病情！

臺大醫師到我家
MentalHealth (010)
精神健康系列

總策畫　高淑芬
主編　　王浩威、陳錫中
合作單位　國立臺灣大學醫學院附設醫院精神醫學部
贊助單位　財團法人華人心理治療研究發展基金會

【總序】

視病如親的具體實踐

高淑芬

　　我於2009年8月，承接胡海國教授留下的重責大任，擔任臺大醫學院精神科、醫院精神醫學部主任，當時我期許自己每年和本部同仁共同完成一件事，而過去四年已完成兩次國際醫院評鑑（JCI），國內新制醫院評鑑，整理歷屆主任、教授、主治醫師、住院醫師、代訓醫師於會議室的科友牆，近兩年來另一件重要計畫是策劃由本部所有的主治醫師親自以個人的臨床經驗、專業知識，針對特定精神科疾病或主題，撰寫供大眾閱讀的精神健康保健叢書，歷經策劃兩年，逐步付梓，從2013年8月底開始陸續出書，預計完成全系列十八本書。

　　雖然國內並無最近的精神疾病盛行率資料，但是由世界各國精神疾病的盛行率（約10～50%）看來，目前各

種精神疾病的盛行率相當高，也反映出維持精神健康的醫療需求量和目前所能提供的資源是有落差。隨著全球經濟不景氣，臺灣遭受內外主客觀環境的壓力，不僅個人身心狀況變差、與人互動不良，對事情的解讀較為負面，即使沒有嚴重到發展為精神疾病，但其思考、情緒、行為的問題，可能已達到需要尋求心理諮商的程度。因此，在忙碌競爭的現代生活，以及有限的資源之下，這一系列由臨床經驗豐富的精神科醫師主筆的專書，就像在診間、心理諮商或治療時，可以提供國人正確的知識及自助助人的技巧，以減少在徬徨無助的時候，漫無目的地瀏覽網頁、尋求偏方，徒增困擾，並可因個人問題不同，而選擇不同主題的書籍。

　　即使是規律接受治療的病人或家屬，受到看診的時間、場合限制，或是無法記得診療內容，當感到無助灰心時，這一【臺大醫師到我家‧精神健康系列】叢書，就像聽到自己的醫師親自告訴你為什麼你會有困擾、你該怎麼辦？透過淺顯易懂的文字，轉化成字字句句關心叮嚀的話語，陪伴你度過害怕不安的時候，這一系列易讀好看的叢書，不僅可以解除你的困惑，更如同醫師隨時隨地溫馨的叮嚀與陪伴。

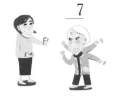

　　此系列叢書最大的特色是國內第一次全部由臺大主治醫師主筆，不同於坊間常見的翻譯書籍，不僅涵蓋主要的精神疾病，包括自閉症、注意力不足過動症、早期的精神分裂症、焦慮症、失智症、社交焦慮症，也討論現代社會關心的主題，例如網路成癮、失眠、自殺、飲食、兒童的情緒問題，最後更包括一些新穎的主題，例如親子關係、不想上學、司法鑑定、壓力處理、精神醫學與遺傳基因。本系列叢書也突顯臺大醫療團隊的共同價值觀——以病人為中心的醫療，和團隊合作精神——只要我們覺得該做的，必會團結合作共同達成；每位醫師對各種精神疾病均有豐富的臨床經驗，在決定撰寫主題時，大家也迅速地達成共識、一拍即合，立即分頭進行，無不希望盡快完成。由於是系列叢書，所以封面、形式和書寫風格也需同步調整修飾，大家的默契極優，竟然可以在忙於繁重的臨床、教學、研究及國際醫院評鑑之時，順利地完成一本本的書，實在令人難以想像，我們都做到了。

　　完成這一系列叢書，不僅要為十七位作者喝采，我更要代表臺大醫院精神部，感謝心靈工坊的總編輯王桂花女士及其強大的編輯團隊、王浩威及陳錫中醫師辛苦地執行編輯和策劃，沒有他們的耐心、專業、優質的溝通技巧及

時間管理，這一系列叢書應該是很難如期付梓。

　　人生在世，不如意十之八九，遇到壓力、挫折是常態，身心健康的「心」常遭到忽略，而得不到足夠的了解和適當的照顧。唯有精神健康、心智成熟才能享受快樂的人生，臺大精神科關心病人，更希望以嚴謹專業的態度診療病人。此系列書籍正是為了提供大眾更普及的精神健康照護而產生的！協助社會大眾的自我了解、回答困惑、增加挫折忍受度及問題解決能力，不論是關心自己、孩子、學生、朋友、父母或配偶的身心健康，或是對於專業人士，這絕對是你不可或缺、自助助人、淺顯易懂、最生活化的身心保健叢書。

【主編序】

本土專業書籍的新里程

王浩威、陳錫中

　　現代人面對著許多心身壓力的困擾，從兒童、青少年、上班族到退休人士，不同生命階段的各種心身疾患和心理問題不斷升高。雖然，在尋求協助的過程，精神醫學的專業已日漸受到重視，而網路和傳統媒體也十分發達，但相關知識還是十分片斷甚至不盡符實，絕大多數人在就醫之前經常多走了許多冤枉路。市面上偶爾有少數的心理健康書籍，但又以翻譯居多，即使提供非常完整的資訊，卻也往往忽略國情和本土文化的特性和需求，讀友一書在手，可能難以派上實際用途。

　　過去，在八〇年代，衛生署和其他相關的政府單位，基於衛生教育的立場，也曾陸續編了不少小冊式的宣傳品。然而，一來小冊式的內容，不足以滿足現代人的需

要：二來，這些政府印刷品本身只能透過分送，一旦分送完畢也就不容易獲得，效果也就十分短暫了。

於是整合本土醫師的豐富經驗，將其轉化成實用易懂的叢書內容，成為一群人的理想。這樣陳義甚高的理想，幸虧有了高淑芬教授的高瞻遠矚，在她的帶領與指揮下，讓這一件「對」的事，有了「對」的成果：【臺大醫師到我家‧精神健康系列】。

臺大醫院精神醫學部臥虎藏龍，每位醫師各有特色，但在基本的態度上，如何秉持人本的精神來實踐臨床的工作是十分一致的。醫師們平時為患者所做的民眾衛教或是回應診間、床邊患者或家屬提問問題時的口吻與內容，恰好就是本書系所需要的內涵：儘可能的輕鬆、幽默、易懂、溫暖，以患者與家屬的角度切入問題。

很多人都是生了病，才會積極尋求相關資訊；而在尋尋覓覓的過程中，又往往聽信權威，把生病時期的主權交託給大醫院、名醫師。如果你也是這樣的求醫模式，這套書是專為你設計：十七種主題，案例豐富，求診過程栩實，醫學知識完整不艱澀，仿如醫師走出診間，為你詳細解說症狀、分享療癒之道。

編著科普類的大眾叢書，對於身處醫學中心的醫師們

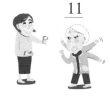

而言，所付出的心力與時間其實是不亞於鑽研於實驗室或科學論文，而且出書過程比預期的更耗工又費時，但為了推廣現代人不可不知的心身保健的衛教資訊，這努力是值得的。我們相信這套書將促進社會整體對心身健康的完整了解，也將為關心精神健康或正為精神疾患所苦的人們帶來莫大助益。

這樣的工作之所以困難，不只是對這些臺大醫師是新的挑戰，對華文的出版世界也是全新的經驗。專業人員和書寫工作者，這兩者角色如何適當地結合，在英文世界是行之有年的傳統，但在華文世界一直是闕如的，也因此在專業書籍上，包括各種的科普讀物，華人世界的市面上可以看到的，可以說九成以上都是仰賴翻譯的。對這樣書寫的專門知識的累積，讓中文專業書籍的出版愈來愈成熟也愈容易，也許也是這一套書間接的貢獻吧！

這一切的工程，從初期預估的九個月，到最後是三年才完成，可以看出其中的困難。然而，這個不容易的挑戰之所以能夠完成，是承蒙許多人的幫忙：臺大醫院健康教育中心在系列演講上的支持，以及廖碧媚護理師熱心地協助系列演講的籌劃與進行；也感謝心靈工坊莊慧秋等人所召集的專業團隊，每個人不計較不成比例的報酬，願意投

入這挑戰；特別要感謝不願具名的黃先生和林小姐，沒有
他們對心理衛生大眾教育的認同及大力支持，也就沒有這
套書的完成。

　　這是一個不容易的開端，卻是讓人興奮的起跑點，相
信未來會有更多更成熟的成果，讓醫病兩端都更加獲益。

【自序】

守護精神健康

劉震鐘

「這人怎麼那麼奇怪，是不是有病啊？」通常人們這麼說的同時，還會夾帶特定的手勢，食指中指交扣指著太陽穴比畫兩下，搖搖頭。有時是嘆息，有時是挖苦、嘲笑，有時則是憤怒，甚至恐懼。對於不熟悉的現象和反應，人們習慣尋找一個方便的解釋，以緩和陌生帶來的不安。「有病」，特別是指「有精神病」，就經常被拿來當做「這人好奇怪」的理由。

奇怪就是病嗎？身為精神科醫師，我常面對「這到底是不是精神病」之類的問題。

精神病，特別是精神分裂症，是所有精神科專科醫師訓練過程必修的第一課。就算不夠精熟，也絕不陌生，換言之，每位精神科醫師應該都能診斷精神分裂症。然而對

於非精神健康相關的專業人員來說，「精神病」仍是令人難以捉摸、無法理解，甚至常被誤解的一個命題。為什麼在專業人員與一般讀者之間會有這麼大的鴻溝？這是寫這本書時的一大挑戰。於是我站在一個微妙的立場：一方面提的是專業醫師們早已耳熟能詳的老生常談，另一方面則試圖讓普羅大眾對精神疾病有正確的認知。我深信專業知識也能深入淺出，執筆本書的初衷，就是希望讀者擺脫莫須有的臆測與誤解，獲得正確的知識，守護自己和家人的精神健康。

本書第一章先用比較多的形容詞讓讀者習慣精神科有趣的現象，介紹什麼是精神疾病、怎樣才算是精神病；第二章摘取生活周遭常見的故事或新聞事件，來釐清「病」與「非病」之間的界線；第三章列舉常見的各類精神病，簡介個別病症的主要症狀及可能的因應方式；第四章記錄精神分裂症患者在長期病程中的日常生活，期盼讀者能有多一點的瞭解、包容與尊重；第五章是近來進行早期精神病相關研究常碰到的兩難，希望在強調「預防」的同時，不至於造成過度擔心；第六章是慢性精神病的日常生活重點提示，只求特效藥或是一味排斥用藥都不妥。在復原的路上，除了就醫服藥外，還有其他功課要修煉。

　　全書不提供個別精神病的診斷準則，也沒有提供自我篩檢的量表工具，避免自己對號入座，或是用這樣的框架將周遭看不順眼的人貼上標籤。我也試圖打破追求「確診」的迷思，把重心回歸到出現哪些現象時可能是病了、精神生病時該怎麼辦會比較好這幾點上。全書大量直接使用「精神病」三個字，儘管有人提醒我有些人可能不太習慣，讀了會不舒服，我還是決定用這個方式，試著讓讀者對這三個字「減敏感」（desensitization）。

　　本書書名來自大師佛洛伊德的名著《日常生活的心理分析》（《*The Psychopathology of Everyday Life*》，志文出版，書名直譯為「日常生活的精神病理」），類比精神病其實也是日常生活中，不經意間就可以察覺到的狀況。只要願意接受「或許是病了吧」的想法，就可以明瞭一些原本令人納悶的現象，不一定非得用專業的眼光才能解析。同樣的，當我們嘗試從心理角度去分析，卻還是很難解讀某些特別的現象時，也別忘了考慮一下或許是生理疾病的可能性。

　　書中提到相當多故事，除了媒體新聞的案例大致依其報導來描述，原則上是我直接接觸過的個案，或是同事、機構中的見聞。當然也都會增刪部分當事人特徵及病情相

關內容，避免個人病歷赤裸呈現。由於有些精神病的症狀較常見，讀者請別急著問「是在說我嗎？」，通篇讀完後應該可以知道只是巧合，就算真是用某人的故事，也只是雛形而已。

感謝高淑芬主任的領導，胡海國教授在研究上的指引，台大精神醫學部同仁的互相鼓勵，以及心靈工坊的出版團隊，特別是這本書的文稿統籌周麗玲小姐、主編黃心宜小姐，除了提醒第一次寫書的生手該注意哪些事項，還容許我在全書的安排和寫作上保有一些小小堅持。更感謝二十多年來跟我有緣互動的個案和主要照顧者，這本書是我從您們身上學習和體認到的精華，希望您會樂意透過這個媒介，來幫助許多跟您有一樣困擾的朋友。

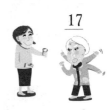

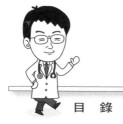

目　錄

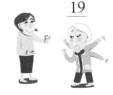

【前言】

是病非病的界線

病名大會串

你「焦慮」嗎？你「憂鬱」嗎？你覺得「煩『躁鬱』悶」嗎？這些形容詞對一般人而言並不陌生，在日常生活中我們或多或少會因為即將發生的重要事件、緊急突發的狀況、拖了好久卻還沒解決的問題而困擾。這些不管來自學校或職場，有關愛情或親情、牽涉金錢或者人際糾葛的各式壓力，都可能給你帶來高低起伏、五味雜陳的情緒反應，甚至干擾了日常生活。但這些擾人的感受，是病嗎？

【案例一】憂鬱的年輕小姐

一位年輕小姐來看診，說她最近快煩死了，心情悶到很想打人，覺得自己快得憂鬱症了。她說：「都是我男朋友害的，他可能有強迫症，因為他總是規定我裙子不能穿得太短，不可以跟別的男生講話，晚上call我一定要馬上回call，強迫我都要聽他的，不然就會大發脾氣，非常恐怖！我壓力超大的，被他搞得快要得憂鬱症了！」

【案例二】聽到重要機密的男子

門診出現了一位男性，說他最近非常沮喪、每天失眠，因為一直聽到有人告訴他許多重要機密，「你們不懂，我不是在幻想，是真的聽到有人在跟我說很多重要的事，很緊急也很複雜，不弄清楚會出人命的。只是他們常常又不講清楚，有時還測試我到底了解沒。路人的眼神、電視上的新聞、半夜外面的喇叭聲，都在傳達訊息給我，我被弄得好煩、整得好慘，可是都沒人相信我。難道連你也是他們的一夥，一起在耍我的嗎？」但一旁家屬卻搖頭悄聲說：「這一切都是他腦子裡的幻想。」

試著想像某一天，股市崩盤金融危機再起，眼看著畢生積蓄即將付諸流水；或是公司突然倒閉，工作與退休金一夕之間成為泡影。又比方經歷生死瞬間的意外，失去至親好友，或者目睹老公和自己的手帕交曖昧、為老闆賣命卻被出賣成為代罪羔羊……，這時候似乎需要更強烈的字眼，才足以描述這種非常狀況：徹夜「失眠」、有時「厭食」有時「暴食」、覺得「恐慌」、總不由得想「強迫」自己忘記、有時失神「解離」，或是「自閉」才能擺脫「創傷」。

然而顧及現實的需要，你仍得打起精神應付每一天。人前若無其事的硬撐著，人後卻暗自啜泣，覺得自己瀕臨「人格分裂」或是「精神分裂」。有時「幻想」突然有個神仙出現，許你三個願望化解一切煩憂，但事與願違，通常可能出現不斷被責備的「幻聽」，比如「不好好加油，在做什麼白日夢！」走在路上對陌生人的眼神產生「錯覺」，好像周遭充滿敵意，或是嘲笑，甚至發展出「被害妄想」，覺得一切的不順都是某某人的陰謀。

上面描述的狀況好像越來越嚴重，不過即便到了自以為有幻聽、被害妄想的程度，還很難確定這樣是不是病了。雖然上述許多引號裡的形容詞後面加個「症」字，就

變成精神疾患的名稱，不過精神科的診斷卻不能只靠望文
生義就對號入座。

　　比如「自閉症」不是說這個人內向害羞、不喜歡和外
人交際往來，而是指從小就陸續浮現的語言及社交發展障
礙；此外「一個人因為必須在不同場合扮演不同角色，結
果產生了價值混淆和負面情緒」的情形也並非「精神分裂
症」。大眾從病名字面上所產生的聯想，與臨床上醫師判
別病況的標準，兩者差距甚大，而且臨床上並沒有所謂的
「憂慮症」或「幻想症」。

　　幾年前連續發生名人自殺事件時，媒體大肆報導憂
鬱症相關的新聞，一般民眾似乎因此比較不忌諱看精神科
了，甚至出現不少擔心自己得了某某精神疾病而來就醫的
個案，特別是都會族群。原本我以為這是社會進步的現
象，但對不特定的大眾進行衛生教育時，卻發現令人啼笑
皆非的誤解，甚至恐慌。曾有個案看診後如釋重負說：
「還好『只是』焦慮症，不是憂鬱症，我很怕死的，怎麼
可以去自殺。」言下之意好像得了憂鬱症的人一定會自
殺，或是有想死的念頭才是憂鬱症。

這樣算是病了嗎？

關於大眾對精神疾病的慮病心態與誤解，還有一個例子。2007年，臺大醫院精神部希望從病患發病早期，即開始進行精神分裂症（Schizophrenia）的追蹤研究，因此開設了「思覺功能障礙」特別門診。8月間，有一場精神分裂症國際研討會，許多媒體記者針對這個特別門診進行了採訪。不多久，某大報的頭版頭條新聞出現「青少年叛逆當心是精神分裂」的標題，內頁詳細介紹疑似精神分裂症的前驅症狀，並為了平衡報導，還採訪外院的醫師，把叛逆行為和精神病（psychosis）的差別做了解釋。結果呢？

報紙出刊前，原本一個月中來看特別門診的人次不到十位，見報之後，不但門診人數爆增，醫師還得提供看診以外的時間進行評估。

為了招募疑似前驅期或初次發病的精神分裂症個案，這是必要的過程，在那一波大量的門診人潮中，有三分之一左右是我們設定想要邀請參加研究的對象。然而，那些不是收案主要對象的人，真的都「沒病」嗎？其實，非主要對象的其他個案分別是患了強迫症、社交畏懼症、自閉症／亞斯柏格症、憂鬱症、躁鬱症、器質性腦症候群、藥

物引起的精神病症、心身症、失眠症、暴食症……

更引起我注意的是，有些民眾的困擾甚至談不上是「症」，但也來掛門診：壓力情緒反應、情緒行為障礙，或整天宅在家裡、網路成癮、親子互動不良等。面對他們，醫師不能只說「恭喜你，你不像精神分裂症，請放心」就算了。

到底病與不是病之間，能不能畫出界線？各別又該如何處理？

這是許多民眾共同的問題。怎樣才算生病？精神為什麼會生病？醫師到底怎麼診斷的？這個病和那個病有什麼不同？分裂症是不是最嚴重，而且醫不好？「疑似前驅期」是什麼意思，用白話文是說我快瘋了嗎？這些問題，本書都將試著一一回答。

【第一章】

什麼是精神病？

人體跟電腦一樣，有當機需要維修的時候。
那麼，精神為什麼會生病？
又有什麼病徵呢？

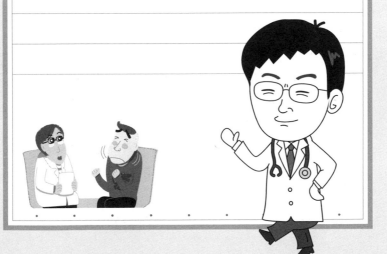

精神為什麼會生病？

提到精神科或精神疾病，相信不少人都會有這個疑問：相對於心臟病、腸胃炎、青光眼等叫得出名字的身體疾病，精神疾病對應的是哪一處身體器官？而相對於糖尿病、高血壓、內分泌失調等琅琅上口的全身性問題，精神疾病又是根據哪一項生理指標，來界定是否超標異常？

所謂「精神」到底是什麼？

根本的問題是，「精神」到底是指什麼？「精神疾病」是「心理」的問題，還是「腦神經」的問題？

這個大哉問細究下去可能會陷入哲學式的思辨。我的老師胡海國教授，一向用ABCD四個層面來教導我們：「一個人的情緒（Affect）、行為（Behavior）、認知（Cognition），以及基本的呼吸、心跳等生理力（Drive），構成了所謂的『精神』，因此精神不是一個抽象的專有名詞，而是以這四個層面不斷地讓人經驗這個世界的狀態。」（摘自《一股腦兒全知道》，財團法人精神健康基金會）

這些層面的功能，都是由自我意識的中心，亦即頭腦

來掌管。「腦」是開放性的器官,從胚胎成形開始,一輩子不斷地接受外在經驗的刺激、塑形、磨練,不停地與內在經驗比對、調整、融和,以做出最有利於自身的行為反應。神經科及神經系統的醫學雖然也是研究關於「腦」的疾病,但通常神經科關注的是,腦中某個特定構造或部位於實質病變或損傷時所發生的問題,與精神科所關注的層面有微妙的差別。

人有時候也會當機?

既然「精神」就像一組重要器官,對於個體有不可或缺的功能,自然地就如身體各部位,在某些狀況下也會生病。各種可能影響到全身特別是腦部健康的狀況,例如感染、外傷、發炎、血管循環障礙、腫瘤、營養不良、代謝異常、退化,甚至外在壓力等,都可能造成精神方面的問題,透過上述四個層面的異常來表現。

用現代人熟悉的電腦來比擬大腦的功能,也有助於理解精神為什麼會生病——沒有故障的電腦其功能正常、運作順暢,但若碰到硬體損壞、軟體衝突甚至中毒時,不管即時修復、線上搶救的功能有多強,偶爾還是會發生當機的情況,有時甚至影響整個系統和網絡。

　　精神出問題，便類似電腦當機，會出現多嚴重的問題，端視損害的部位與嚴重程度。有時只是處理速度變慢，有時出現異常的反應與運作，有時則完全停擺，甚至影響到其他人，造成一場災難。

　　肉體平時可以透過鍛鍊而強化，生病時則需要治療調養；電腦平時可以掃毒、自我檢查、升級防護措施，當機了就進廠維修重整；精神也不例外。保持健康的生活習慣、適當的休息、適度的挑戰、自在地與他人及社會連結互動，保有一定的彈性來應對外界變化。一旦精神生病時，也可比照上面的模式，適時接受醫療，可讓個體盡快安定下來，重拾精神健康。

壓力與體質交互影響

　　一樣米養百樣人，每個人體質、身處環境不同，有些人就是比別人容易生病。比如冬天時，偶爾會看到新聞報導寒流來襲溫度驟降，一夜間全台不少人猝死。那麼，是誰比較容易「遭殃」呢？是上了年紀、大病初癒身體虛弱、有多重慢性疾病的人，還是有潛藏的嚴重心血管問題的人？或是連基本的溫飽都無法滿足的遊民？還是不把寒流當一回事，硬去挑戰生理極限的年輕族群？

精神疾病的發生，大概也可以用這個角度來理解，即是所謂的「壓力—體質模型」（stress-diathesis model）。每個人或多或少都有體質上的弱點，不巧剛好在這上頭加諸一點壓力，兩者交互影響下，結果可能很快就出問題。比方同樣遭受重大打擊，例如家人過世、被好友倒債、愛

醫｜學｜小｜常｜識

壓力—體質模型（stress-diathesis model）

　　一個用來解釋為何有些人在某些壓力下會出現特定的精神病理（例如精神分裂症、憂鬱症、藥酒癮等），有些人則不會受到太大影響的理論模型。體質是指任何遺傳、生理或心理上的弱點；對於某些壓力特別敏感、較容易發生某一種精神疾病，體質上存在有很大的個別差異。壓力是指任何會影響到個人心理均衡狀態的事件，考驗潛在的弱點，一旦壓力超過體質可負荷的臨界線，則會發生精神疾病。

人劈腿等，復元能力（resilience）超強的人，就是可以在短時間浴火重生，但大多數的人需要一段時間沉澱、修養生息之後才能重新出發；而部分先天不良加上後天失調的人，可能就此一蹶不振。

不過，影響「精神」的「體質」，可不是單指遺傳而已。神經細胞的發展、組織、連結、反應、整體功能強度等，在胚胎發育和從嬰幼兒到青春期的發展過程中，是否有適當的營養、是否受到傷害等，都會影響一個人的反應模式。而所謂的「壓力」，也不單指遭逢巨變帶來的心理壓力，而是任何會改變個體精神狀態的生物（biological）、心理（psychological）和社會（social）因子，都可以視之為壓力。

總之，當體質上的脆弱性（vulnerability）碰上超出承受範圍的壓力，精神就容易生病。當然，有些病受體質因素影響較大，不需太大壓力就會發病，例如自閉症、精神分裂症等，甚至不一定找得出誘發生病的壓力源頭；有些病受體質因素影響較小，例如有些人生性謹慎、負責、忠誠，多半時候都適應良好，只有在某個重大關卡過不去時，才發生焦慮、恐慌。

精神疾病中的精神病

精神疾病與精神病

在一場演講的開頭，我做了兩張投影片，上面的字分別是「在病與非病之間：如何及早發現精神疾病」、「在病與非病之間：如何及早發現精神病」。前後切換了幾次，像是做心理學實驗，或是「大家來找碴」遊戲般，想看看聽眾有無發現什麼不同。

很少人第一時間就注意到兩張投影片的差異，有人以為機器出問題，有人以為我多放一張投影片，有些人在提醒之後，還要再多看幾次才發現。找到多出來的那個字後，還是有人會這麼想：「到底『精神疾病』和『精神病』有什麼不同？」

簡單說，精神疾病是指思考、情緒、知覺、認知、行為等精神狀態表現異常，致使其適應生活之功能發生障礙，需給予醫療及照顧之各種疾病，範圍包括了從兒童期發展障礙到老年退化的問題、精神病、精神官能症、酒癮、藥癮等。也就是說，在疾病分類的集合從屬關係中，精神疾病是範圍最廣的一個概念，精神病則是屬於其下的一類。（如下頁圖一）

〔圖一〕精神疾病分類示意圖

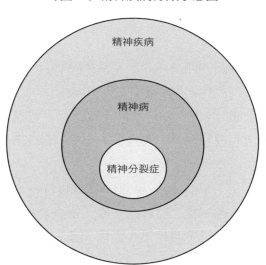

前面曾說過「精神」包括了思考、情緒、知覺、認知、行為等層面，也提到我們會用恐慌、強迫、失眠、妄想、厭食等字眼來形容精神狀態，如果狀況嚴重到某個程度時，後面再加一個「症」字，就變成精神疾病，例如「恐慌症」、「妄想症」等；但可不是每個形容詞配上「症」，就變成一種病，比如就沒有「憂慮症」或是「幻想症」。

只不過，症狀嚴重也不見得一定是病了，還必需要確定是否夠「嚴重」。這可就包括症狀數目的多寡、出現的頻率、強度、持續的時間等，還要評估對個人主觀感受、客觀生活、工作、社會角色等層面的影響有多大，也要考慮是否只單純反應目前所處的生活情境、事件的壓力，以及個人因應壓力的習慣而已。

醫學上通常會把一串經常同時出現，或有共同特徵的症狀，歸為某一種精神疾病，例如對什麼小事情都擔心，沒有特別焦慮的單一對象，被歸類為「廣泛性焦慮症」。而相近的精神疾病又被歸為一大類項下，例如焦慮相關疾患包含了廣泛性焦慮症、恐慌症、畏懼症、轉化症、解離症、社交畏懼症等。這是參考了統計上的相關性，認為這些情況可能有相近的病因、致病機轉、發病模式、臨床現象、治療方式及長期的病程和治療反應。

精神病與精神官能症的區別

古早的醫師曾經把精神疾病分為精神病（psychosis）和精神官能症（neurosis）兩大區塊，認為前者呈現的症狀，幾乎無法用神經學的知識解釋，所以是屬於「精神」層面的問題，而後者的症狀，可以用神經系統的病理脈絡

來解釋。現在雖已不用這樣單純的方法來區分精神疾病，但這兩個名詞則沿用下來。

醫界也曾將「精神病」界定為較嚴重的（major）精神疾病，而「精神官能症」則指輕型（minor）的精神疾病。但其實，精神病例如精神分裂症也有恢復得不錯的個案，而有些精神官能症例如強迫症或飲食疾患則著實病得不輕。此外，精神官能症的發生率遠高於精神病，所以有較多的人受其困擾。若說他們患的是「輕型」精神疾病，反而容易讓人忽略這些常見疾病的重要性。因此這樣的區分，也有商榷空間。

另外，也有人用「病識感」，亦即「是否覺得自己生病了？」來區分。精神病患知覺的經驗世界跟現實脫節太大，旁人一看就覺有異，患者卻不自知。而精神官能症患者多半外表看來與常人無異，但覺得自己很痛苦，經常被認為無病呻吟。

不論用哪一種方法來區隔、理解，當中重疊的部份還是很多，二者之間難免有模糊地帶。何況很多時候問題沒那麼單純，若加上藥癮、酒癮、人格疾患、發展障礙等問題，一個人可能同時符合兩種以上的診斷，即所謂「共病」（comorbidity）。因此精神疾病的樣貌，在一般人眼

中就像霧裡看花，偏偏醫生的判斷有時和一般人的想像有落差，患者也常搞不太懂不同病症之間的差別。

　　若用比喻來說明，請先想像眼前有一位黑頭髮黃皮膚中等身材，但看似「外籍人士」的男士，請你判斷他是泰國人、越南人、印尼人、菲律賓人、馬來西亞人、新移民之子，或只是膚色較深的台灣人？一般人要區別精神官能症就像是這種情形。除非你跟這些族群的朋友往來密切，否則很難立刻下斷語。相對來說，如果面前出現的是金髮碧眼的白人，就算不確定是哪一國人，也不難推測應該是來自歐美國家。一般人要試著區辨不同的精神病，大概會是類似的情形。

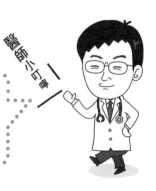

醫枝小叮嚀

精神疾病家族十分龐大，症狀樣貌既多且繁，若非專業醫療人員，實在不容易分清楚哩！

　　我假設讀者對精神方面的疾病還不太熟悉，因此在用
一串類似的病名和形容詞轟炸之後，不想再把大家搞得更
迷糊，本書鎖定討論的，是對一般人來說比較明顯、也較
容易辨識的「精神病」。

精神病的特徵

在多元文化的大千世界裡，總有一些特立獨行的奇人異士，有時真的很難只用簡單的「病VS.非病」二分法來思考。比如A是未被雕琢的藝術瑰寶，B是得了精神病的潦倒藝人；C是愛搞怪有創意的年輕表演新星，D是躁症發作在胡言亂語；E是開了天眼有靈通，F是精神分裂症在和幻覺溝通；G是愛得太深的癡心漢，H是患了妄想症的恐怖情人。那麼，有沒有一些特徵可以幫助我們區別這些人的差異？

通常醫師不會只根據一、兩個特點，就說這個人有精神病，而是需要充足的資訊，較長時間的觀察，試著了解主觀的詮釋與感覺，再做出盡量客觀的判斷，特別是當患者呈現以下的各種狀況時：

現實感障礙

現實感（reality testing）出現障礙，是精神病最常被提到的定義，但我總覺得這樣的說明聽起來太抽象。我們再回到胡海國教授給「精神」下的註解：當情緒、行為、認知、基本生理力發生明顯障礙，以致於無法適當辨識現

實狀態、無法與他人合理的溝通聯結，嚴重到會影響一個
人處理現實中的人、事、物時，很可能就是精神病得不輕
了。例如：

1. 外顯奇異的表徵

滿身零亂的行頭、散出陣陣異味、油膩結塊的髮
鬚，拎著又大又破舊的背包，他是寒風中在地下道一
角打地舖的遊民。眼神茫然地望向你，口中嘟囔著完
全聽不懂的話，傻笑一下，突然又勃然大怒似的罵了
一聲。

一般人碰到這副模樣的人，一定退避三舍，因
為「現實感」告訴我們：這個人不對勁。他的「現實
感」可能和你我不同，很難預測他在想什麼、為什麼
這身打扮、是怒還是笑、接下來會做什麼等等。

對醫師而言，奇異的外顯模樣是個參考。很多人
也會用這樣的「原型」來判斷對方是不是精神病患。
但話又說回來，一如前文一再強調的，不是每位這副
尊容的人都是精神病患，也不是每位患者都彷彿額頭
上清楚寫著「我是精神病」似的那麼容易辨別。常有
家屬問：「他又不會自言自語，為什麼是精神病？」
答案之一是，他或許還有能力壓抑、告誡自己不要在

外人面前自言自語；而更多的答案，需要探察個案的內在才能明白。

2. 內在扭曲的世界

當個案說他聽得到別人聽不見的聲音、看得見別人看不見的影像、堅信完全沒有根據的事情，或從很薄弱的訊息推衍出很繁複的結論，且產生相對應的情緒反應時，我們也可以看出，他的現實感不對了。有的病患甚至根據這些感覺與想法，做出旁人覺得離譜的行為。但不一定要到外顯行為有問題才算生病，且若他的因應行為是退縮、防衛、孤立，旁人就更難察覺到。

幻覺與妄想，是現實感出現障礙時，最常被用來舉例說明的現象。患者腦子裡出現的、心裡感受到的，可能是充滿衝突矛盾的訊息，讓他不知所措，又缺乏適當的言語來描述。而一般人也不知道要怎麼和他溝通，來澄清他內在經驗到的扭曲的世界，所以多半還是要靠更仔細、更深入的觀察，與足夠的同理心去評估。

不成比例的情緒行為反應

　　舉個例子，A先生嫌鄰居太吵，跟對方溝通不來，決定搬家。但搬了多次，同樣的抱怨一再出現，最後家人覺得老是為了耳根不清靜又要打包走路，太累人了，於是決定不再搬家。但A先生仍嫌新鄰居太吵，且這回不單是溝通不來，還大吵了一架。之後A先生開始擔心鄰居是不是有黑道撐腰，不然怎麼敢那麼兇，於是出門一定要眼觀四面耳聽八方，隨時注意是不是被跟蹤，也盡量不在同一時間走同一條路線，免得被盯上，一點風吹草動就緊張兮兮，弄得全家不得安生。

　　一般人看到A先生的反應，多半會想他的反應很特異，是否諜報偵探片看太多了。若連價值觀、生活型態相近的家人，也都覺得A先生的情緒行為反應太離譜、不成比例，且無法以一般人可接受的道理說服他，那麼，A先生很可能是精神生病了。

　　要判斷是否超乎正常，需要很多的經驗，才能融和客觀的觀察和個案主觀的經驗世界，來理解個案的情緒行為反應是否是不可理解（un-understandable），或不成比例（disproportionate）。

缺乏病識感

前一節提到的精神官能症如焦慮症、恐慌症的患者，多半外表看來與一般人無異，但主觀上覺得自己病了，需要幫助，有時甚至令人覺得他無病呻吟。相反地，精神病患者的特點之一，是旁人多少看出他有些不對勁時，當事人卻不覺得自己有問題，這也是不容易讓他們就醫的原因之一。

這一點，從精神病患初次就醫的情境可以看得出來。不管是門診、急診或住院的頭幾天，醫師常會聽到患者的這類申辯：「我明明有聽到聲音，不是幻想出來的，為什麼說我有幻覺？我剛剛還在那路口看到一輛黑頭車，就是那些人派來盯我的，不去查他，還把我帶來醫院，說我生病了。什麼我有病，你們才有病咧！」通常病得越久才就醫，患者越傾向用自己的想法來理解這一切，病識感也就越差。

在患者缺乏病識感的情況下，旁人很難用道理說服他。他的想法、推論，你覺得實在不可理喻，他卻認為這不言而喻。當然，病識感也不是全有或全無，就像病與非病，有無之間存在著模糊地帶。

【第二章】

在病與非病之間

精神疾病症狀繁雜，受體質、個性等個人因素影響，
再加上無法用儀器檢測，
在診斷上有其受限與困難之處。

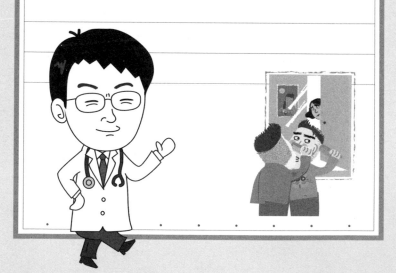

在病與非病之間，不見得有明顯的分隔線。不妨先用欣賞的角度去理解「啊！原來也有這樣的人哪！」而當你試著這樣做，卻還是擔心多於有趣時……

是生病還是沒病？

前文提到，本書想從離正常較遠的那一端，帶大家認識精神病，因為對比強烈讓人比較容易分辨。現在就試著從下面幾個典型的例子開始吧！

是痴、是傻、還是病？

也許你對這則幾年前的新聞還有印象：

一位在科技業任職的女博士，透過網路影音聊天室認識一位白人熟男。對方秀出英挺軍裝照，自稱是美國中情局CIA局長，參加過重要戰役，還負責反恐任務。女博士與其陷入熱戀，深信不疑。對方表示要娶她，正準備安排相關事宜，但因身分特殊，要她配合「保護最高機密」。

女子應對方要求匯了大筆美金給他，卻在拿著對方寄來的假支票領錢時被逮。警方認為這又是一起典型跨國詐騙集團的案例，但是女博士堅信對方深愛著她，從不覺得是被騙了，還出書記錄這段動人的cyber love。這是痴、是傻、還是病？

也許你覺得，學歷這麼高的人怎麼會做出這麼離譜的

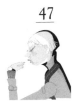

事，一定是病了吧！但，可不是學歷高的人都不會被騙。電話詐騙事件層出不窮，不管新聞媒體如何一再宣導，郵局、銀行、警察怎樣拚命防堵，類似的案例還是一樁一樁發生，而且不是只有退休人士或生活太過單純的老人家才會被騙，事實上各行各業、不分教育程度，幾乎都有人上當。難道是受害者頭腦太簡單，或精神狀況有問題嗎？

有個女兒帶媽媽來看門診，問診時，那位媽媽一直說：「我實在太丟臉了，平常那麼精明，那天一聽到兒子被綁架，電話裡出現一個男生的聲音，很痛苦的一直叫媽媽，整個人心都慌了，幾十萬就匯出去。」被騙之後，媽媽怕被人家笑笨，不敢講，但是心裡又苦又悶又懊惱，女兒看到母親的情緒很不對勁，擔心是得了憂鬱症，因此帶母親來看門診。心事講開來之後，情緒也得到宣洩，看起來一切都正常，不笨不傻也沒病，但是被詐騙的當天卻像被鬼迷了心竅，這倒底是怎麼回事？

我只能說，在病和非病之間，有很多因素交互作用，原本的個性、目前生活情境，以及內心糾結已久的困擾，都會互相影響，導致一時判斷失誤。因此臨床實務上，醫

師不會單用一個現象、一個想法，或是突然脫序的言行來推斷。尤其是未與當事人直接會談澄清的情況下，大眾只憑社會新聞、網路傳言、小道消息來推論當事人患了什麼病的作法完全不可取，恐怕連當事人有病沒病都還不能確定呢。

令人瘋狂的愛

　　一對中年夫妻一起來看門診，太太委屈又氣憤地說：「我終於忍不住，已經二十年了，從結婚開始就這樣，他（指先生）醋勁很大，我只要跟男生講一句話，他回家就會一直問我那個人是誰，怎麼那麼巧，為什麼會碰到他，如果只是認識沒有很熟，那為什麼我的態度會這麼親切……不管我怎麼解釋，他都有話講，壓力好大，每次都要想盡辦法安撫他，最後只好避開所有社交活動。」

　　有人就是喜歡濃得化不開的愛情，不是嗎？而且既然隱忍了二十年，為何現在才來看診？原來，先生竟然懷疑她跟兒子有染，甚至對母子平日的相處互動也會吃醋，先生甚至直接跟兒子說：「你都上大學了，應該自己出去住。」而且真的幫兒子租房子，不讓他住家裡。這位太太

為了兒子，下定決心要帶先生一起來看門診。

　　要勸這樣的人來看精神科，當然費了一番功夫，恰好這位先生還有別的問題，所以用其他的理由哄他來就診。會談當中太太適時補充資訊，我才有辦法分辨先生的精神狀態的確出了問題，「愛過頭」只是部分的表象而已。

　　此外，在社會事件中，也經常可見加害者拿「愛」當做手段，在滿足受害者內心脆弱之處的同時，以「愛」來操弄受害者。例如電話交友詐財事件，詐騙集團透過電話與被害人交朋友，編造坎坷的身世騙走被害人的老本，被害人甚至連對方的手都沒摸到呢！

　　情人眼裡出西施，人在愛情裡很容易變得傻傻的，很難說是愛、是笨、還是病。不是也有人說愛情本來就是瘋狂的嗎？不過嚴重到稱得上「精神病」的苦主，應該只是少數。

就是愛買

　　看到富豪一擲千金，買上億豪宅、千萬超跑，面不改色，一般人通常不覺得有何奇怪。但若一介平凡上班族，突然開始研究命盤，認定自己就要發大財，講究起一身行頭，把子女轉去貴族學校，聚會時大方買單，投資也毫不

手軟，看房、看車，一中意就下訂金，信用卡刷爆還要求提高額度，到最後付不起，家人只得幫忙還債，法律糾紛也找上門來。這，是病了嗎？

這是某位躁鬱症患者活生生的寫照。但是，花費的多寡並非判斷是否生病的唯一標準，還要以生活價值和心態來評估。有位粉領族非常愛買東西，家裡堆滿了上百件衣服、上百雙的鞋子，她說只要有飯吃，有地方住就好，但就是無法不購物。她不認為這樣有什麼不對，覺得這是最能讓自己開心的事。旁人能說什麼呢？

自得其樂有何不可？

如果某些獨特的行為不妨礙到別人，是怪是病應該都不打緊。有人喜歡撿拾東西，覺得可以收集到奇特好玩的物品，例如肖似觀世音菩薩的木頭、紋路像山水潑墨畫的石頭等。但如果沿路撿東西回家，不管是枯枝、殘葉、廣告傳單、空瓶罐、用壞的文具、破舊的衣物等，或者一般人眼中的垃圾，撿回家後又隨便擺放，沒有分類、收拾、再利用，被家人問撿這些回來幹嘛時，只丟下一句：「我在做環保啊！」這恐怕是有些怪過頭了。

有時我們在街頭也會看到很「醒目」的人：

　　有點年紀的歐巴桑戴著花帽、穿著蓬裙、短筒褲襪一長一短、提一把小傘、拖著一大只舊行李箱，神色匆匆，像是趕著去參加什麼重要的會議……

　　大學校園裡，某位教授常年四季就喜歡只穿T恤短褲涼鞋，留著大鬍子，有時像在喃喃自語，跟他打招呼時，常不確定他是否注意到你……

　　公園邊停著一輛小發財車，車身漆上幾道符號塗鴉，插著幾幅互不相干的旗幟標語，車窗掛滿各色公仔吊飾，車內陳列各式家當，以車為家四處飄泊、逍遙……

　　也有宅在家裡不出門的人：

　　一位獨居的中年男子，平日窩在家裡不吵不鬧，大概一個月洗一次澡，家人因他生活習慣不好早已搬離，但過節探視時發現太髒太臭，怕對他身體不好，才帶來看診。只見他很珍惜地抱著一疊破舊紙張，上頭寫著一堆看不太懂的字句，說最近諾貝爾獎的得獎作品，其實是抄襲這疊舊紙裡的文章。

　　隨著社會變遷、不同文化的交流衝擊，有時什麼叫做特立獨行有個性，什麼又是年輕叛逆愛搞怪，什麼才算怪到離譜該看病，光憑外顯的裝扮和行為，還真的很難評斷。但上述的例子中，最後一位應該可以肯定是慢性精神病患。

怕得要死

　　有一位先生到中國出差，禁不起同事慫恿，到酒店見識了一下。幾杯小酌後，手腳放開了，和主動的女子有些肢體接觸，還好膽子不大，沒出場續攤。但回臺灣之後，看到老婆還是有罪惡感，覺得渾身不自在。一個小感冒便開始注意有沒有發燒、淋巴腺有沒有腫大，感覺身上癢癢的好像起疹子了，小便也熱熱的，於是常常請假，內科、皮膚科、泌尿科、感染科一路看下去。醫生聽完他的描述都說不可能因為那種肢體接觸就感染愛滋病，各種檢查做完也都沒事，但他還是不放心地問：「愛滋病不是有『空窗期』嗎？為什麼這樣就叫我看精神科？」

　　一個病人走進診間，嚴肅又有點神祕的質問醫生，「你們幫病人檢查時，要是發現病人腦袋裡被裝了晶片，

是不是有義務要向國安單位還是情治單位通報？」當他住院時，一進病房，就說有毒氣不敢呼吸。因為精神科病房是封閉、有門禁的，所以只要看到有人開門，就會趕快衝到門口，強調說：「我不是要逃走，我知道整個事件都是一件大陰謀，你們工作人員也只能聽命行事，但是至少讓我吸一下外面的空氣吧！」無法如願時，只見他拿著吸管，試著從窗戶縫隙伸出去，努力嘗試吸取外面的空氣。

同樣是怕得要死，總有程度的不同，這兩個例子應該不難分出高下吧。

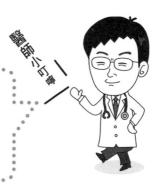

醫師小叮嚀

既然「怪」到會讓人擔心，就不妨來看診，至於到底是不是「病」，就留給醫師去傷腦筋吧。也可能就只是「比較特別」，別急著大驚小怪喔！

　　以上案例有的讀來可能令人覺得荒謬、可笑、令人擔心、無奈、迷惑、甚至反胃，其中有幾位好像只是特立獨行，有幾則大概能肯定這一定是病了吧。我想大多數人都有這樣的疑問：除了直觀的感覺、靠經驗值來判斷，精神病到底要怎樣才能確立診斷？

精神病可以檢測嗎？

「劉醫師，××醫院的陳醫師叫我來看你，說現在台灣只有你們醫院可以檢查，看我的幻聽、被害妄想是不是都好了，還有沒有精神分裂症。」

「劉醫師，××醫院的楊醫師八年前把我誤診了，說我是精神分裂症。你看我現在不是好好的？除了反應有點慢，記性差一點，還是很努力把書唸完，現在要找工作，怕吃藥讓我變笨。但楊醫師不讓我減藥，還說不信的話可以來找你們幫我檢查，看到底是不是精神分裂症！」

為了研究收案而接受媒體訪問之後的那一陣子，短暫的名醫效應讓我的門診出現了幾位這樣的個案，大都是治療後病情穩定下來的患者。

「醫生，精神分裂症不是多巴胺濃度太高了嗎？你又沒幫我檢查，怎麼就說要開藥了？沒辦法用抽血知道，那給你抽腦脊髓液也沒關係，還是要做磁振造影（MRI）或大腦正子掃描（PET scan）？」有些教育程度高的患者，很努力想瞭解自己的狀況，也曾提出這麼專業的要求。

有沒有儀器可以檢驗出精神病？

　　這些聽起來是挺合理的期待，卻碰觸到精神科最大的難處，也是目前臨床診斷上亟待突破的關卡。以目前研究最多的精神分裂症為例，儘管科學期刊不時傳出新的研究發現，像是家族遺傳傾向、相關的基因異常現象、大腦皮質較正常人薄、腦室較大、大腦白質連結較不順暢、前額葉血液灌流較差、基底核多巴胺濃度較高、在聲光刺激下腦電波的反應和正常人不一樣、神經心理測驗也有很多低於一般人的成績表現等等。

　　但是這些檢測，目前還沒有任何一樣可以應用在臨床上，做為確診精神分裂症之用。這樣說好像有點自相矛盾，既然找到了那麼多異常的指標，為何還不能用來幫助診斷？

　　任何的醫療檢測，都要有良好的敏感性（sensitivity）和特異性（specificity），才能應用在臨床服務上。太敏感的檢驗會帶來太多偽陽性，也就是檢驗結果是陽性，但實際上沒有問題，若冒然廣泛使用，豈不嚇壞一堆原本不需要擔心的人？而不夠敏感的檢驗，則會讓檢驗結果呈陰性的人，以為自己沒事而忽略了問題。特異性低時，則檢驗出有異常時，不能代表就一定是某特定的疾病，而要達到

高標準的特異性要求時，檢驗花費可能要倍增，而敏感度又會下降。

如果無法了解流行病學的語言，請稍微耐著性子，我試著用下面這個比喻說明。當科學家發現，精神分裂症患者大腦的腦室有擴大的現象時，他是檢查一群三、四十位患者的大腦影像，然後計算腦室大小的平均值，再和另一群同樣年紀和性別，不過沒有生病的對照組相比，之後用統計的方法來比較兩組腦室的大小，結果發現患者的腦室，平均較正常組大一些。若使用專業的術語，則是「兩組腦室的大小在統計上有顯著差異」。然而，如果我們只量其中一位個案時，便無法單就腦室大小的數值來判斷他屬於哪一組。因為即使是病人組，也有腦室擴大不太明顯的，而正常組也有腦室天生就大一點的。而目前的研究報告，大概都只能到這種程度。

這些檢測或許現階段還無法直接應用在臨床實務上，但對於疾病的病因、病理機轉、病程變化等的理解，都是科學上非常重要的進展。技術上的突破通常不是一蹴可及的，研究做起來也常是吃力不討好，但仍需要有心人持續投入。

是不是因為精神分裂症太複雜，所以無法靠儀器檢測

嗎？事實上各種精神病當中，精神分裂症的生物性致病機轉，還算是有比較多的具體發現。如果連這個疾病都沒有儀器來幫助確診，其他的就更不用說了。

不過臨床上有時還是會安排一些檢查，例如抽血、腦波、腦部影像攝影等，通常是在初次發病、病症較不典型、治療反應不如預期，或是病程突然明顯惡化時採取的步驟。主要目的是要看看是否有其他的內外科問題，造成臨床上看到的精神方面的症狀。

在這種「排除其他可能性」的情況下，檢查就很重要。因為造成這些精神症狀的原因，不管是內外科疾病或藥物相關的副作用，都可能對身體帶來更大的傷害，必須更積極處理，且若是因身體疾病而衍生的精神症狀，經過適當的內外科治療後有機會得到明顯改善。這部分在第三章最後一節會再提到。

篩檢量表要怎麼用？

有個年輕人憂心忡忡的帶著自填的「憂鬱症量表」來精神科就診。詳細問診完畢，發現他只是求好心切而已。課業、工作樣樣都想做得好，因為太忙飲食不大正常，休息、睡眠時間也被壓縮，經常需要趕場，有時會難以取

捨，典型的蠟燭兩頭燒，但原則上還不構成焦慮症或是憂鬱症。

　　填寫心理量表有時像是給自己一個提醒，藉此調整忙

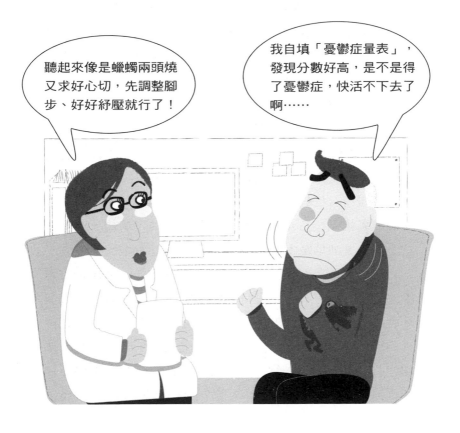

亂的腳步。這位青年已經夠努力，成績和業績不是頂尖但
也不算差了。我提醒他對自己的期待要合理，優先順序弄
清楚，不用擔心有無憂鬱症。

另外一位孝順的女兒，則是帶著她幫老爸爸填的
「憂鬱症量表」來看診。她說一直掛心爸老爸沒有「病識
感」，之前讓爸爸自己填量表，分數都不高，其實家人看
他悶悶不樂，已經擔心好久了，女兒用量表「推測」老爸
的狀況，發現分數不低，一定要他來看病。

耐心評估之後，發現老人家一直看不慣同住的兒子一
家──夫妻倆的生活習慣、管教小孩的方式、用錢的態度
等──曾「提點」兒子幾句，卻沒得到期待中的回應，反
而心裡覺得有疙瘩。想說「眼不見為淨」吧，又難免偶爾
嘆口氣搖搖頭，日常舉止和表情還是透露了情緒。而女兒
的「推測」則稍嫌太過，沒有掌握到問題的源頭。

也曾有因為測驗量表分數超過正常標準，被建議來看
診的個案──老太太並沒有特殊的困擾，只因為在老人健
檢時，自填情緒相關的量表分數高了些，健檢醫師好意轉
介到精神科門診。問診下來，發現老人家的狀況還好，偶
爾睡眠品質沒那麼滿意，平常難免會擔心一些日常瑣事。
問老人家這樣的情形有多久了？她說年輕時嚴重好幾倍

呢。其實回顧起來，老人家可能曾經達到焦慮症的程度，撐著撐著也就走過來了，年紀大退休後，現在才有時間來看精神科，但其實自己已調適得還不錯了。

此外，前述的都是與情緒相關的量表，有沒有針對「精神病」的量表呢？

研究上的確發展出了「準精神分裂人格量表」，「異常感知量表」、「前驅症狀量表」等量表。這些量表分數偏高時，可能是有精神病傾向，或是未來比較有可能發展為精神病。但一般不建議大眾使用類似的量表，因為精神病的盛行率不高，逕行大規模篩檢，通常會帶來過高的「偽陽性」，反而造成不必要的困擾。

使用問卷、量表、心理評量等紙筆測驗，來進行精神疾病初步的篩選或檢測，是個方便的自我評估方式，但這些工具在使用上有其限制。首先，答題者是否能清楚理解問題的意思、答題時是否依據提示的狀況回答。例如題目是「過去兩星期以來，你是不是一直都覺得不快樂？」但答題者也許只想到昨晚因某事發怒，就答「是」，卻忽略過去兩星期其他日子其實還滿開心的。其次，就算清楚題意，願不願意誠實回答，以及能否可靠地提供一致的回應（例如對兩道很類似的題目，這題答「是」，另一題

答「否」，或是同一個題目，今天答「是」，下星期答
「否」等），都存在著很大的不確定性。

所以建議大眾使用量表時，請保持平常心，記得這只
是幫助自我檢視、初步篩檢的工具，離確切的診斷還很遙
遠，千萬不要一看到分數很高，就自己嚇自己，反而造成
更多困擾，有疑慮時，還是請教專業人員的意見比較好。

診斷為什麼那麼難？

　　一開始就被一大堆病名轟炸，之後又讓「看似怪，還是病」的案例混淆，前一節又強調目前沒有儀器可協助診斷，而篩檢量表也只能僅供參考，看來似乎只能靠醫師仔細的問診，憑著經驗來推敲，感覺上不大科學。其實這樣說也沒錯，而且在診斷時，還會碰到很多問題。

同一個症狀可以在很多診斷出現

　　在鑑別診斷精神疾病時，最常遇到的問題是，同一個症狀可以在很多不同的情況中出現，也就是上一節所說的「特異性」的問題。以常見的焦慮症狀來說，除了可以是正常的情緒反應外，隸屬於焦慮性疾患的各個精神疾病，例如廣泛性焦慮症、恐慌症、畏懼症、社交畏懼症等，也幾乎一定會出現焦慮症狀。而其他各類精神疾病，例如強迫症、轉化症、解離症、心身症、創傷／壓力相關疾患、憂鬱性疾患，以及各種精神病，或多或少都可能以焦慮症狀呈現。

　　其他像吃不下、睡不好、煩躁等，也很常見於各種精神疾病的臨床表現。「憂鬱」就更不用說了。有位心身醫

學的大前輩就曾說過，一個人要是身體的疾病拖久了，一直沒好轉的跡象，或是惱人的情感糾葛、有形無形的債務問題遲遲沒能解決，或多或少都會覺得憂鬱吧，並不是只有罹患精神疾病才會覺得憂鬱啊。

如果上述症狀普遍到在很多診斷中都出現，那麼，有沒有特異性高、極具「指標性」的主要症狀，可以做為比較肯定的診斷依據？譬如一般人很少會有幻覺，若是某一天，在周遭都沒有人的時候，聽到有人在和自己說話，就是得了精神分裂症嗎？答案是否定的。

嚴重躁症的患者，也可能有幻聽。曾有患者在高張的情緒和誇大妄想的情形下，聽到神佛跟他講話，給他指引，要他大方施捨，普渡眾生。也有人說他整晚沒睡，因為世界強國的巨頭們，昨夜在他的腦袋裡一起開高峰會，商議怎麼解決歐洲的債務問題、全世界的金融危機，以及糧食飢荒、地球暖化及環保等重大議題。

很嚴重的憂鬱症也會有幻聽的情形。譬如夜裡聽到死去的先人在說話，數落他多年前曾做錯的某一件事，最近又是負了誰還欠了誰；或是聽到鄰居在嘲笑她，說她整天窩在家裡，什麼事也沒做，既邋遢又沒用。聽到這些聲音，又讓憂鬱加重了幾分。

醫｜學｜小｜常｜識

幻覺（hallucination）

　　在沒有外界刺激來源下，錯誤的感知到訊息。這種感覺像真的一樣，經驗到幻覺的人通常不認為是自己想像出來的。五官的感覺（視、聽、嗅、觸、味）都有可能出現幻覺，精神分裂症患者最常經驗到的是聽幻覺，亦即「幻聽」。

　　只有很嚴重的精神病才會有幻覺嗎？也不盡然。有些身體疾病造成意識混亂、興奮劑類的藥物作用、酒精或安眠鎮靜類的藥物戒斷期、失智症等，都可能出現幻覺。有時健康的人在入睡前或剛醒來，神智還沒完全清楚的時候，也會有類似幻覺的經驗，所以需要仔細評估此症狀的性質，以及是否還有其他症狀，並配合臨床相關資訊，才能鑑別出較可能的診斷。

同一個病名之下的病情可以差別很大

繼續以幻聽為例。並非有幻聽就是精神分裂症，也不是精神分裂症就一定有幻聽。大約七、八成以上的精神分裂症患者經驗過幻覺，其中以聽幻覺最常見。但是有幻覺經驗的個案，也不是隨時都沉浸在幻覺之中，有些個案在夜深人靜時比較會聽到，有些則是心情不好或壓力大時才會聽到。

不同個案經歷幻覺時的反應，也因病情差異及過去的背景經驗，而有很大的差別。治療後病識感不錯的穩定個案，可以忽略它，盡可能不受其干擾。但一些病患剛生病還搞不清楚是怎麼回事，或是幻覺實在太鮮明、太生動，讓當事人很難區分真實與幻境，因而多疑、生氣、害怕、恐懼、情緒起伏不定，甚至做出離譜、危險、旁人覺得莫名其妙的舉動。也有些人喜歡沉浸在幻聽的甜言蜜語中，時而和空氣對話、傻笑、害羞、做出令人難以想像的事。

精神分裂症在生病初期，可能還沒有具體的幻覺或妄想，只是對聲音較敏感，或是對周遭變化不太放心，總覺得有什麼大事快要發生了，而有焦慮、煩躁、失眠、憂鬱等困擾，可能情況起起伏伏一陣子之後，才產生明確的聽幻覺或被害妄想等精神病症狀，這時回顧之前那些怪怪的

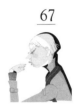

感覺，才明白那是精神分裂症的前驅症狀。關於精神分裂症的前驅症狀在觀念上不容易釐清，本書第五章有詳細的說明與討論。

一旦急性期的症狀控制下來後，幻聽對精神分裂症患者而言就只是記憶中的印象，或是生活中的背景雜訊，原本惱人的被害妄想，也減弱為對人較敏感，保持距離就不至太過焦慮。然而此時情緒鈍化、反應慢半拍、社交退縮、缺乏動機、做事持續力差、注意力不集中、認知功能下降等困擾卻找上門來，患者表面上症狀好多了，但生活卻未就此回到常軌。

也就是說，一樣叫做精神分裂症，在不同的疾病階段、是否接受治療、甚至不同的生活背景、信仰、心理素質、病前性格、病前成就、教育程度、發病年紀、復健過程等等，這些跟「縱斷面」的生活史相關的因素，都有可能影響臨床的表現。如果只是「橫斷面」的看到當下的一部分症狀，有時還不能馬上確定診斷是什麼問題。

診斷不一致時怎麼辦？

不單是有「同一個症狀會在很多診斷出現」，以及「同一個病名之下的病情會差別很大」這兩大困難，有時

　　臨床上症狀太豐富多變，看起來既像這個病又像那個病，甚至先要拆解成幾個不同的病，之後再組合起來才能勉強涵蓋整個病程中，各種病情的變化。這時醫師的訓練背景、臨床經驗、印象特別深刻的某個案例等，都有可能影響他對這個患者的理解與判斷。也就是說，的確有可能看不同的醫師，會得到不同的答案。

　　碰到這種狀況時，患者或主要照顧者免不了要問，那我到底該相信誰？我究竟是生了什麼病？萬一被「誤診」豈不太危險？其實換個角度想，既然精神病的診斷，先天上有種種的限制和不確定性，何苦在一次看診之際，就強求一個明確的「診斷」來標定所有的問題？不妨有耐心一

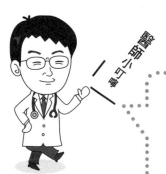

可可小醫師

有時病情的起伏和病程的變化，會超過診斷準則可以界定的範圍，因此毋需太執著於「確診」，更值得關注的是，實際的問題與症狀能不能獲得解決。

點，給自己和醫師多一點時間，也才能對狀況有更好的掌控和評估。

對於「病名」的細節，請大家不要太計較，在《精神疾病診斷統計手冊》（*Diagnostic Statistical Manual, DSM*）第五版（DSM-5）的附錄中，採納了部分專家倡議的「層面式」診斷取向（dimensional approach）的思維模式，想要取代長久以來的「分類式」診斷取向（categorical approach），就是因看到了實務上的困難，而想擺脫「確立」診斷的執著，改而著重幻覺、妄想、混亂言行、憂鬱、躁症、認知功能障礙等症狀，來評估精神病有多嚴重。不過層面式的診斷取向也有它的限制與缺點待克服，還不能取代目前的診斷分類。

在此呼籲讀者，倒不用太擔心如果診斷錯了，會不會給錯藥，造成更大的麻煩。基本上，在診斷還沒很確定時，不太會急著給藥，就算有，也只是試探性地給予輕量、副作用少的藥劑，以減緩症狀為主。至於面對嚴重的精神病症狀時，不管還要花多少時間才能從細節上鑑別各種診斷的可能，急性期的用藥倒是大同小異。

更何況，有時個案是因為「不喜歡」被人說患了某個病，就換個醫生以求不同診斷，證明之前是被誤診了。如

果後面看診的醫師明瞭患者用意，即使他的診斷和前一位醫師一樣，也會轉個彎，用別種說法來解釋，目的是希望患者能持續就醫、給予真正的幫助。

　　當然，我們也不能保證所有的醫師在診斷時，都不會出錯或是過度武斷（這個問題也並非只有精神科才會發生）。病人若對醫師的診斷不認同，徵詢第二意見是很自然的事。

常用來判斷病與非病的依據

由於沒有儀器數據做參考，因此醫師、心理師或其他精神健康專業人員是依循《國際疾病分類系統》（*International Classification of Diseases, ICD*），或《精神疾病診斷統計手冊》裡的「診斷準則」來下判斷。診斷時，需依準則定義研判，必須符合哪些條目，而某些項目是在一長串可能的情況下，至少符合幾項以上才算數，此外還要排除某些特定狀況等等。這些複雜的設計，就是要克服診斷上可能會出現的重疊或衝突。

兩個診斷分類系統，每隔幾年都會做部份修訂或正式改版，目前ICD已經是第十版，而DSM也在2013年出了第五版，幾經修訂下來，兩個系統已越來越接近。新版中關於「精神分裂症與其他精神病」的章節，其實並沒有太大的調整，也就是處於「精神疾病」較嚴重那一端的「精神病」，在診斷上比較容易有共識。

我並不鼓勵非專業人員使用這些手冊自行診斷，原因就如一開始強調的，很多一般用來形容想法、情緒、行為的詞句，在診斷手冊中都有專業上的定義。一般人以望文生義的方式對號入座，只怕徒增困擾。在日常生活中認識

精神病，不需透過這樣嚴謹定義，其實有些常識就可以做
為判斷的依據，以下簡單介紹。

常態分佈曲線論

如果針對一群人中的某個條件，例如身高、體重、血
壓、收入等，進行統計調查時，通常可以得到一個吊鐘形
的常態分佈曲線（如圖二），也就是大多人的數值集中在
平均值上下，離平均值愈遠，則出現的頻率愈小。因此，

〔圖二〕吊鐘形的常態分佈曲線（以身高為例）

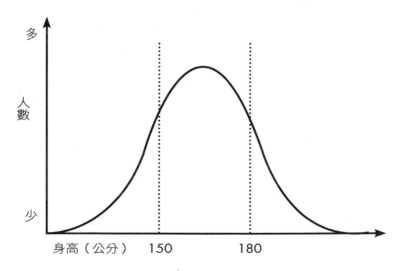

如果針對所有人，就某個現象、行為、想法、經驗、表達方式等身心狀況進行仔細測量的話，理論上應該也可以得到各個不同的分佈曲線。當我們的某個狀況偏離平均值很遠時，恐怕就會被視為不正常。例如很少人會堅信外星人在我們的腦袋裡裝了無線電波接收器，並用這個裝置遙控我們，若有人執著於這類離奇的信念，我們就會覺得他可能病了。

不過在實務上，用什麼標準、由誰來測量、測量到什麼程度等因素，也都會影響測量的結果，如果無法可靠的執行量測，得到的曲線就不具代表性，也就無法當作診斷依據。更何況我一再強調，專業醫師很少只靠某一個條件或狀況來確定診斷，若還要多個面向的正常值一起考慮，整個問題就更複雜了。

社會常模論

用位於常態分佈曲線的兩端來定義不正常，常碰到的另一個疑問是，太矮被視為不正常，那麼太高呢？智商太低叫做智能不足，那麼IQ180的人也有問題嗎？有些人整天足不出戶、不事生產像個繭居族，看來就不太正常，那麼整天在外頭衝衝衝的拚命三郎，到處設廠接單、業績長

紅的企業家也不正常嗎？在現實社會裡，人們在不知不覺
中都有共通的認定標準，上面三個例子的負向偏離容易被
視為有問題，正向偏離倒是往往受到讚揚羨慕呢！

　　一般人不是社會觀察家，不見得有合適的社會常模來
做判斷依據，一不小心很容易落入「非我族類其心必異」
的陷阱，認為跟自己習慣的標準不一樣的人就是有問題。
若是還考慮到城鄉差距、國情文化、歷史宗教等不同背景
的影響，社會常模似乎又沒那麼好用。其中有名的案例之
一，就屬幾十年前關於同性戀是不是精神疾病的爭議。

適應失調／功能失調論

　　要判斷是否有精神疾病，不是只看有多少個外顯的症
狀符合診斷標準的描述，更重要的是社會適應、生活功能
有沒有受到影響，以及影響到什麼程度。例如考試時人人
都會緊張，有些人總說他焦慮到不行，一直喊說唸不完怎
麼辦，但是考出來就是比你高分，這種情況很難說是有問
題。有些人號稱開過天眼，可以和靈界溝通，甚至以此為
業，生意興隆，也不曾因此惹上麻煩，這，不該是精神分
裂症吧？

　　還有一些人醋勁大，對另一半如影隨形，但也不斷

示好，有時兩人為此吵吵鬧鬧，卻也因此如膠似漆更加甜
蜜，家庭、工作、生活沒有妨礙，朋友雖然會取笑他們，
但也好生羨慕，看來是沒什麼問題。但如果醋勁大到認
為另一半對自己不忠，隨時緊迫盯人、嚴密監控、蒐集證
據、捕風捉影，一天到晚要對方澄清、發誓，搞得兩人痛
苦不已，生活也受到嚴重干擾，這樣應該病得不輕了吧。

　　當然適應失調及功能失調可以有很多不同的原因，只
能當做判斷是否生病的必要條件之一，絕非唯一的依據。

　　以上關於「是否病了」的參考依據，適用於各種「精
神疾病」，並非專屬於「精神病」。假若讀者發現某人有
不對勁的言行舉止或情緒反應，想進一步釐清，不妨對照
第一章的關鍵特徵，以及本章例子和本節說明，對這兩者
的差別，將能有更清楚的瞭解。

【第三章】

日常生活中的精神病

精神分裂症是怎麼一回事？
有幻覺、妄想就是精神病嗎？
為什麼失智、身體疾病、酒精中毒或其他化學物質
也會造成類似症狀？

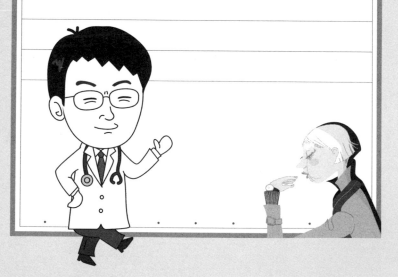

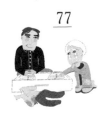

精神分裂症

精神分裂症的主要症狀

精神分裂症是精神病的代表性疾病,是腦神經發展過程異常,而出現與現實脫節的思考和知覺失調的障礙,因此在臺灣,新的中文名字叫做「思覺失調症」。前面不斷提到的妄想、幻覺,就是它最為人知的症狀,但並非有妄想、幻覺,就是得了精神分裂症。關於這個問題,本章有很多案例可以協助釐清部分細節。精神分裂症患者,除了妄想、幻覺之外,還常伴隨其他的問題,在接下來的兩章中,也會有例子詳細呈現。這一節主要先概略介紹,以便和其他精神病做區隔。

1. 幻覺

精神分裂症患者的幻覺很多樣化。聽幻覺是最常出現的,它可能是很單調的機械聲、敲打聲、動物叫聲、片斷的人聲、針對自己的批評或命令,或是一群人的交談等。重點是找不到聲音的來源,也不是耳朵有毛病。患者常想去解讀這些聲音代表什麼意義,而所作的推論經常不合情理。

其他感官系統也可能出現幻覺,如視幻覺、觸幻

覺、嗅幻覺，甚至是味道方面的幻覺。如果沒有聽幻
覺，只有後面幾種較少見的幻覺經驗時，要小心是其
他身體疾病所引起。有時也會因妄想嚴重，才產生次
發性的幻覺，例如擔心被下毒，就覺得飯菜、飲水聞
起來或吃起來有奇怪的味道。

2. 妄想

比起妄想症患者（下一節「妄想症」中會有各
式各樣的例子），精神分裂症患者的妄想往往更離
譜，甚至可用荒誕怪異來形容。譬如說耳朵被植入了
晶片，以致於連外星人都知道他在想什麼，而且別人
會透過電波來操控他，或說真正的家人都被某個集團
綁架到國外，現在生活在一起的都是冒牌貨，化裝打
扮成家人的樣貌，對他有所企圖。類似的例子不勝枚
舉，重點在於無法跟患者講道理，他們對不存在的事
情深信不疑。

3. 混亂行為

出於幻覺妄想，患者可能做出離譜甚至危險的
行為，不過有時雖無明確的幻覺妄想，言行舉止卻還
是很混亂。有位個案在住院時，用手機拍自己的排泄
物，請護理師將照片傳到網路上，理由是他覺得「那

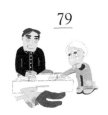

個」照起來的形狀很特別，想和大家分享；還有位小姐把兩副假睫毛，一上一下緊貼在上下眼皮，她可能也不知道自己為何這樣做，被問時便反射性地問答：「我覺得這樣很漂亮啊。」病情改善後，常常患者也說不上來，當初為何會那麼無厘頭。

4. 胡言亂語

言談方面的異狀一般人可能較不熟悉。通常是患者在跟人一問一答時，說出許多含糊錯亂、前後不一致的訊息，但又不像故意騙人。讓患者有機會暢所欲言時，可能霹靂啪啦講不停，但往往一不小心就岔題，不覺間拐了幾個彎，前後不連貫，甚至不知所云。問他怎麼會講到這裡，連他自己也不知道，有時會硬拗，但始終抓不到重點。這往往是思考流程出現障礙的表現。

5. 負性症狀及認知功能障礙

上面四類現象統稱為「正性症狀」，一般人並不會出現這些狀況。還有一些現象，則是一般人該有的能力，在生病之後變差了，稱為負性症狀。比如言談變得空洞、過度簡單，表情淡漠、對外在的喜怒哀樂沒太大反應，人際疏離退縮、不知不覺就從社交互動

中消失，動機意志力變低、對於提升生活、計畫未來
等，都展現不出興趣。

　　生病後，患者容易覺得變笨了，抱怨是藥物的副
作用。雖然藥物可能有部分影響，比如嗜睡、記性差
等，但在治療之前，腦子生病就已經對認知功能，特
別是操作性記憶、執行功能、語言流暢能力等，造成
不好的影響。負性症狀以及認知功能下降，可能是腦
功能退化的結果。至於針對改善負性症狀及認知功能
的藥物，多半仍在臨床試驗階段，目前主要還是靠長
時間耐心的復健。

精神分裂症的發生與病程

　　精神分裂症的罹病率大約是0.3%～0.5%，男女機會
相當，通常男性較早發病，約十五至二十五歲左右，女生
約二十五至三十五歲為發病的高峰期。這個期間是成長階
段，要經歷來自聯考、服役、感情、就業、經濟獨立等重
大挑戰，而這些不特定的壓力事件，就常成為待罪羔羊，
被當成是發病的原因。事實上這些成長過程的各種壓力，
每個人多少都要經歷，有些人愈挫愈勇，反而成了大器。
但有些個案是「體質上」就有發病傾向。當他們遭遇到某

件當時不可承受的壓力，「體質」上的弱點可能就成為誘使病發的重要因子。

　　要注意的是，這「體質」不完全來自遺傳（雖然遺傳是精神分裂症主要的致病原因之一）。造成精神分裂症的因素很多，胚胎時期大腦的發展是否正常、生產時是否順利，都會影響大腦這個敏感的器官。發育過程中，大腦也和周遭環境不停的互動、反饋，來調整神經生理的連結與功能。在體質不佳的狀態下，再碰到超出負荷的壓力事件，或是大麻、安非他命等有害物質，精神分裂症便可能發生。

　　精神分裂症的病程，多半是經過一段前驅期慢慢醞釀，累積到一定程度才急性發作。患者一般是在急性期，正性症狀嚴重明顯時就醫。正性症狀對藥物治療的反應不錯，但是往往容易再復發，特別是停藥之後，或是碰到新的重大壓力事件時。若經常復發，不但課業、工作、家庭、人際關係等實際生活會受到很大影響，腦功能及社會功能也會逐漸的退化，對患者及家人都是很大的負擔。

妄想症

妄想，也就是儘管幾乎找不到根據，仍堅持相信某些人、事、物，跟自己有某種特殊連結，是精神分裂症常出現的症狀。不過這裡所要介紹的妄想症，是單純以「妄想」為主要症狀，比較沒有其他幻覺、思考連結障礙，或情感表達不適切等問題，也不會有前一節提到的負性症狀。相較於精神分裂症，妄想症患者的妄想內容跟現實的連結比較強，我們來看看下面的例子：

被害妄想

科技大廠英特爾（Intel）創辦人安迪・葛洛夫（Andrew Grove）寫過一本暢銷書《10倍速時代》（*Only the Paranoid Survive*），原文書名直譯為「唯偏執狂得以倖存」，意思是說，在競爭激烈的商場上，無時無刻都得保持充滿警覺的偏執狀態，疑心提防別人會不會突然壯大威脅到自己的產業。事實上，某種程度對周遭變化隨時保持警覺的偏執，是生物存活的必要本能之一。若太天真而輕信陌生人，就容易成為別人眼中的肥美獵物。但若疑心過了頭，就變成被害妄想症。

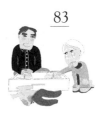

　　很多個案都是因為經歷了不愉快的事件，才開始出現症狀。要鑑別、檢驗這些症狀到底是合理的警覺還是被害妄想，其實不太容易。也許事情早就過去了，現今的時空背景理應不至於再讓當事人如此擔憂害怕，或是近期根本沒有特殊事件，但「危險就在身邊」的感覺就是揮之不去，生活變得風聲鶴唳、杯弓蛇影，終日惶惶不安。

　　常聽到的說法是「我可能無意間得罪了某某人，對方有權有勢，或是找了有力人士當靠山，對我進行騷擾、監視、跟蹤、威脅、恐嚇，無所不用其極，就是要讓我屈服崩潰。我不得不對周遭隨時保持戒心，寧可過度警戒懷疑，以免遭遇不測。」

　　有的個案為求心安，不嫌麻煩地不斷搬家；有的則不停地舉發不法，在查無實證後，又擔心主事者被收買或者和對方勾結，所以用一些莫名其妙的方式自保，卻從未想過問題可能出在自己身上。

猜嫉妄想

　　從「自私的基因」及演化心理學的角度來看，擔心伴侶不忠，也是早就設定為生物本能的要件之一，因為忠誠的另一半，才能確保基因的傳遞是完全屬於彼此共有的。

　　跟過度偏執的下場類似，一旦患者疑心過了頭，嚴重的病態嫉妒（morbid jealousy）或是不忠妄想（delusion of infidelity），往往以恐怖悲劇收場：殺死自己懷疑憤怒的對象之後再自殺。這種駭人又令人惋惜的社會事件，時有所聞。

　　其實通常在事態變得嚴重之前，多半就有跡可循——患者不斷追查另一半的行蹤，檢查手機或其他電子通訊記錄；回家沒看到人，就奪命連環叩到他放心為止；另一半外出回來，馬上檢視其包包、衣服、身上有沒有「微物證據」，包括不該出現的痕跡、頭髮、味道等，完全讓對方喘不過氣來；另一半對於所有質問，若未耐心謹慎坦白應對，患者就會懷疑另一半是否在掩飾什麼；要是受不了盤查乾脆順著患者的話承認，後續的糾纏更是沒完沒了。

　　問題是，旁人怎麼知道患者對另一半出軌的懷疑到底是妄想，還是合理懷疑？若是事情實在偏離常情太遠，例如八十多歲的老爺爺，擔心結婚六十載的老伴背著他在外面偷人，這通常不難判斷。但如果雙方長期互動欠佳，感情基礎也有問題時，就不能急著貼上「妄想症」的標籤，應就事論事為宜。

情愛妄想

渴望愛人與被愛，是人生的基本需求，但在現實生活中不一定能得到滿足。一般人多半可以在成長過程當中學習適應、釋懷，讓情感逐漸成熟。但有些人或許因本身性格的關係、生活情境的限制、缺乏同儕學習的機會，或是得不到家庭和社會的支持，無法超脫感情失落的不安和不滿，因而將負面的情緒投射到某一特定對象，不管對方和自己是否真的有關係。

前一章「是痴、是傻、還是病」一節中，所描述的就是類似的案例，不過這案例中對方有蓄意欺騙的動機。比較常見的例子，多半是郎有情妹無意，或是妹有情郎無意。比如也許本來只是點頭之交，或只去聽了對方一場演講、演唱會，不知怎的被「煞到了」，認定對方就是自己的真命天子／天女，展開大膽的表白和令人窒息的追求。

有些案例是在不知情的人面前，自稱是對方的另一半，平常也以這樣的身分自居；有些則成為某名人或明星的頭號粉絲，表示自己可以體諒對方是公眾人物，不方便公開和自己的關係；有些則變成跟蹤狂，如影隨形地追蹤愛慕者的一舉一動。

和猜嫉妄想一樣，情愛妄想也可能是致命的，不能不

小心應對。簡單說，不要激怒這樣的人，但也不要讓他有想像空間，冷處理是最佳的解法。要患者本人接受「罹患妄想症」這件事可不容易，但因追求受挫常會有負面情緒反應，有時嘗試用「擔心是不是憂鬱症」來鼓勵就診也許會成功。

身體妄想

很少人不怕死，忽視健康的人可不容易活得久。但有人擔心過了頭，掉入妄想的漩渦。

例如不斷看醫生，緊抓著檢查不出原因的症狀不放，認為一定是什麼不治之症；老人家用瓶子收集細心刮下來的皮屑，請醫生一定要幫他化驗裡面藏了什麼蟲子，因為他整天奇癢無比、生不如死；年輕人總覺得自己發出腳臭、狐臭、汗臭等各種難聞的味道，因此對別人的眼神、看似掩鼻的動作，或是任何跟氣味有關的言談舉止過度敏感，一有空就清洗自己，避開可能和人太靠近的場合，或一再要求親人保證沒聞到他身上有任何異味。

而愛美更是人的天性，有些人挑剔到了極致，讓醫學美容、整型專科醫師頭痛。最為難的，大概就是不管動了幾次手術都不滿意的病人，像是髮際線又高了幾毫米、眼

神不夠明亮、大腿內側粗了幾分、左右好像有一點點不對
稱。這些人很願意不計代價讓自己變得完美，但醫生擔心
的是他們的完美要求，完全不合理，也做不到啊。

　　廣義來說，這些個案可能有身體妄想症，問題是，他
們通常不會求助於精神科。

誇大妄想

　　獨立於躁症或精神分裂症之外的誇大妄想症，患者對
旁人比較無害，有些可能還頗自得其樂。例如有的個案在
打扮、舉止言談之間，都認定自己是特殊人物，有重要任
務在身，或是把最近的新聞、重要歷史事件和自己扯上關
係。不管身旁朋友、家人如何規勸、嘲笑、揶揄、當面挑
戰質疑，患者就是不改初衷。有時僅被當成愛吹牛皮，嚴
重一點的則會被認為是詐騙集團的一份子。分辨的重點在
於，當事人是真的相信自己所說的一切，而且他編造那些
說詞似乎不為了獲取某些利益。

　　妄想症患者的特點是，生活及社會功能不會有直接退
化，互動時如果不提及妄想內容，可能覺得他很正常。然
而一旦觸及他所堅信的妄想時，由於整個妄想可能太系統

化、太牢不可破，以致整個人的心思、言行，都以這個妄想為中心打轉，常出現極端的情緒反應，而那些過份、荒謬、離譜的推論，有時甚至會造成危險的舉動。

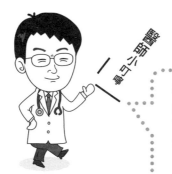

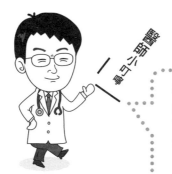醫師小叮嚀

如果能夠說服個案願意接受「是病了，需要治療」，其實妄想症可以用藥物治療。吃藥後聽得進不同的說法，才不會固著在原先的妄想裡。

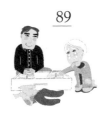

其他常見的精神病

　　大多數精神病是慢性病程加上急性發作，但偶爾也有單純得像是急性感染症——發病前沒有太明顯徵兆，突然點燃某個引信後，便颳起暴風般的一陣混亂，來得快去得快，不久又風平浪靜，船過水無痕。

　　不像精神分裂症發病後，容易留下殘餘症狀及造成認知功能缺損，這類短期發作的精神病通常患者在發作前正碰上重大壓力事件，以致整個人錯亂、變調，接受緊急處置讓病情緩解後，只要造成問題的情境得到重整，原先的壓力順利卸除，通常生活便可重新上軌道。

　　上述「精神疾病是遇到壓力才發作」的解釋模式很直觀，的確精神疾病多少會和一些壓力事件有關聯，但事實上，單純以心理因素及外在壓力為主誘發到嚴重精神病發作的程度，是比較少見的。

　　有些病患的狀況比較複雜，因長期受虐、家暴、處在不堪的環境中，或遭遇到重大的創傷事件後，一直存在著揮之不去的陰影，遂養成某些特殊個性及行為模式，導致了精神疾病。若病患有這樣的背景，很容易在生活中因再次碰到某個情境，勾起慘痛記憶，或在經歷重要成長關卡

時，一不小心又擦槍走火。有時可以像「短暫性精神病」般，歷經風暴後病患整個人變得更成熟，但有的患者沒那麼順利，變得不上不下，三不五時發作，或是退縮回小孩模式，以免一直面對那麼劇烈的衝擊。也有少數的個案是人前一個樣，人後又變了樣，此時病與非病之間，就更讓人摸不著頭緒了。

短暫性精神病

認真工作的年輕人，一向兢兢業業、使命必達，儘管家人朋友一再勸他不要太拚免得「爆肝」，但只要主管交待新的任務，他還是全力衝刺，力求最佳表現。這回又是連續幾天熬夜下來，騎車回家的路上一個閃神，和人發生擦撞，所幸只是小小幾處皮肉傷，對方也無大礙，通知家人、找保險業務；到醫院、警局，處理完這些平常不太會接觸到的程序後，回到家中早已疲憊不堪，只想趕快休息。

偏偏此時整個人卻覺得異常亢奮，滿腦子重播剛才意外的畫面，一方面慶幸沒造成更大的災難，一方面又驚覺剛剛和死神擦身而過。經過這麼一折騰，原本在期限內必須完成的工作，受到不小的干擾。輾轉難眠之際，窗外的車聲、喇叭聲、公寓鄰居關門的聲音、牆壁裡的水管傳出

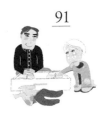

的水流聲，任何風吹草動好像都在跟自己對話，暗示著些什麼，甚至隱約聽到有人在叫喚自己的名字——這些到底意味著什麼？

　　百思不解而且還在半睡半醒之間，另一天的工作又開始了。到公司時，人還有點恍惚，碰到同事、主管也不像平日那樣禮貌性地招呼，做事毫無效率可言，辦公桌上很快堆滿雜物。同事突然叫他時，會被嚇到反應過度。對話有一搭沒一搭，甚至答非所問，變得不耐煩，又說不上來在煩什麼。中午時分在茶水間反覆走來走去，口中喃喃自語，彷彿在和誰對話，主管對他表示關心，沒想到讓他突然大暴走，指著對方大罵：「你們不用再演戲，我都知道了，剛才有人告訴我，昨晚車禍就是×××設的局，接下

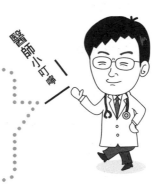

醫師小叮嚀

急性壓力大到出現精神疾病症狀，表示身體在跟自己抗議了。適時紓壓可以避免很多麻煩，真的不要硬撐喔！

來就要……」。

　　送到急診後，腦部影像檢查沒有車禍受傷的跡象，給了鎮定藥物後，可以不那麼激動，好好睡了一個長覺，真不知有多久沒這樣充分的休息了。年輕人醒來後表示，好像做了一場很驚險刺激的夢，很多細節都搞不清楚，只記得一直被催促、一直在趕、一關接著一關，很多事都沒辦法確定是不是已經完成，壓力大到破表，整個人終於「當機」了。

　　接下來幾天，偶爾還會出現「放空」的樣子，但很快可以回神，休息幾天後，恢復正常作息。

　　典型短暫性精神病的病程就像急性傷風感冒一樣，過去就沒事了。

解離性疾患

　　失業男子又在酒後的夜裡不停數落孩子們，質問媽媽到哪裡去了，雖然他明知道妻子是去辛苦工作補貼家用。才讀高一的大姐姐，再怎麼委屈也不敢吭一聲，還要幫忙哄著極度害怕的弟妹。一向忍氣吞聲、蠟燭兩頭燒的媽媽，回到家一看又是這幅情景，終於忍不住和爸爸大打出

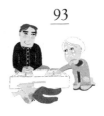

手，辱罵、哭鬧、物品齊飛，家裡陷入一片混亂。

　　此時大姊突然「變身」，音調口氣像個威嚴的中年婦人，態度猶如天上聖母下凡般，說話不疾不徐，教訓起一家大小是針針見血，把每個人的問題都數落了一遍，還說要把最乖的大姊收為乾女兒。在一片驚愕狐疑中，「聖母」重重乾咳一聲，調整呼吸，大喘幾下之後，大姊變成了小女孩，哭著說不要讓「乾媽」帶走，求大家幫忙。家中的烏煙瘴氣頓時消散，父母齊心只盼「聖母」消氣，好讓大姊回來。

　　一個人突然戲劇性的變了樣，連身分、語氣、態度、習慣動作、個性，甚至記憶都換了一套，這種宛如小說電影般的情節，的確有可能在現實中發生。早些年叫做「多重人格疾患」（multiple personality disorder），之後改稱為「解離性人格」或「解離性身分障礙」（dissociative identity disorder）。可惜這樣戲劇化的臨床表現，被電影小說拿來當腳本描寫時，常常因過度誇大而失真。

　　在台灣社會裡，類似情況容易被當成「附身」現象，有時則會被視為「在裝病」。情況嚴重時會出現類似幻覺或妄想的症狀，特別是當患者說有「另外一個人」在控制

自己時。解離性疾患不管在病因、病理、臨床表現，以及治療上都很複雜。民俗療法，例如收驚，有時會有暫時的效果。其實，重要的是，造成這種現象背後的社會心理因素，是否能朝正向改變。

如果藉由神明，或者該說是民間信仰，以及道德規範的力量，使得爸爸心理上得到約束、改掉惡習，讓家中氣氛和緩，大女兒不必擔心不定時炸彈爆發，媽媽也不必隱忍，敢於向外界求助，弟妹們自然不用過度仰賴早熟的大姊當避風港，大姊就不容易在巨大壓力下，需要靠「解離」才能處理困境。然而現實常常無法如此天真地期待，甚至「神力」有時也會被誤用，因此求助醫療管道還是比較安全的作法。

共有妄想

四十多歲的夫婦和十六歲的女兒一家三口，以及三十歲出頭的「男性友人」，一行四人被救護車送來醫院。太太振振有辭的數落先生不懂「天意」，逆天行事必定會得到報應，自己是為了要解救世人，才把女兒許配給那位男子。男子則意氣風發地說，只有自己懂得這位太太偉大而艱巨的使命，兩人已經一起研究修行一段時日，將要帶領

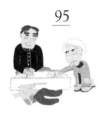

眾人超脫現世的苦難。兩人唱雙簧似的一邊說，一邊還拿出一大疊稿紙，記載太太寫的一串串似是而非的字句。

女兒則在一旁怯懦得不發一語，只有在母親瞪她時，趕忙低頭附和稱是。先生著急地想要報告太太近來的離譜行徑，卻因太過焦躁而語無倫次。「好吧，他們說我才有病，就是我吧！」先生放棄似的對著一下子還摸不著頭緒的醫師做出最後的聲明：「我被他們搞得失眠、焦慮、恐慌、躁鬱，出門都覺得鄰居在對我指指點點，好像有被害妄想一樣！」

有問題的當然不是這位可憐的先生。四人隔開分別會談時，少了男子的應和，太太的論述顯得片斷、矛盾、荒謬、離奇，很多的神諭、感應、巧合、啟示，當面澄清時便無法自圓其說，甚至當場翻臉發飆，詛咒不信她者會遭天譴。

精神醫療的專業人員不難判斷太太是典型的精神分裂症。男子言談還算有邏輯，只是性格有點古怪，過去一向獨來獨往。乍聽婦人的「預言」時，雖非絕對相信，但臣服於婦人所散發出來的威嚴、決心與魅力，因此試著扮演「詮釋者」的角色。相處久了，發現自己竟然有些「貢

　　獻」，不由得愈來愈相信彼此所說的一切。

　　至於起初只能不斷焦躁地引用「媽媽說」來回答，對母親的指示似乎照單全收的女兒，在得知媽媽住院後才漸漸敢表達自己的想法。她一直很單純聽話，說媽媽過去對自己很好，但這幾年慢慢變調了，不清楚發生了什麼事，只知道若不順著她會讓她很生氣。爸爸很忙常不在家，跟他說這些怕他擔心，也怕被罵說小孩子不懂事亂講。

　　先生則是又歉疚又羞愧，結婚時覺得自己是高攀了，因此一向對妻子百依百順，也一心以為認真賺錢，可以讓自己地位高些。太太說在修行，甚至結交小男友為「同修」，他也認為是自己不夠好而硬是吞忍下來，沒想到她會「走火入魔」到這種程度，想勸她時已經來不及了。

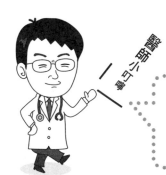

醫師小叮嚀

理性看待精神疾病，不過度封閉自我，碰到困難疑惑時，勇敢尋找支持，一定會有人伸出援手。

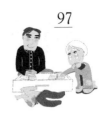

　　共有妄想（shared delusion），通常是在某些特別的組合機緣下發生，表面上處理了成員們部分的問題，其實往往帶出更大的災難。只能說人心各有弱點，錯誤的組合在某個時空下不小心碰在一起所產生的化學效應有時會很驚人，甚至可能致命。

併發精神病症狀之其他疾病

前面一節提到的短暫性精神病、解離性疾患與共有妄想等，心理因素扮演很重要的角色。相對的，有些情形是生理因素造成類似精神病的症狀，這些病症有時不容易和本章前面所介紹的精神病做區分，需要醫師的專業知識與經驗來判斷。由於這類疾病的病理機轉，是受到其他生理

醫|學|小|常|識

病理機轉／致病機轉（pathogenesis）

病理機轉是指疾病如何發生，以及疾病發展過程中，各種對於病情變化有關的因子，如何作用與影響疾病的狀態。生物學上通常是指從分子、細胞、組織等層面的種種生理和病理上探索研究來瞭解。精神醫學則除了生物學的致病機轉外，也很重視心理及社會層面的因子，是如何和生理上的因子，一起對於病情的發生和發展造成影響。

疾病影響所產生，因此除了基本的病史和身體評估外，診斷上通常需要藉由實驗室檢查，或腦部影像掃描來鑑別。由於可能發生的狀況多而且雜，僅簡單介紹幾類日常生活中較容易碰到的例子。

譫妄

原本沒有任何精神疾病史的老人家，咳了幾天，輕微發燒，不大舒服，先當成感冒治療。到了晚上突然胡言亂語，說看到奇怪的東西跑進房裡，整個人激動害怕起來，沒一起住的兒子來看望，他也認不得了。接受安撫之後，好好睡一覺，隔天醒來不記得前一晚發生什麼事，對於家人的描述只有模糊的印象。以為沒事了，但傍晚老人家又迷糊起來，送去急診，檢查是肺炎，對症治療，幾天後身體好了，也不再出現突發的精神錯亂。

這是還算常見的譫妄現象，特點是原本沒有精神方面的問題，卻突然發生意識有時清醒有時迷糊的情況，定向感（就是對人、時、地的理解）時好時壞，有時也出現片斷的幻覺或妄想。一般來說，只要知道確切的病因，直接對症下藥，生理上的疾病改善後，精神狀況通常就能跟著

穩定下來，多半不用針對異常精神狀況做特別處理，只要注意在精神狀態不穩時，會不會有危險的舉動，能確保安全即可。

　　很多身體疾病都可能併發譫妄現象，若是營養不良、脫水、同時併有多種身體疾病、使用多種藥物等狀況時，發生的風險更高，有時也會拖得較久才得到改善。老人家、小孩或原本有腦部疾患的人，是較常發生的族群。

失智症之行為心理症狀

　　在高齡化的社會裡，失智症是大家愈來愈熟悉的名詞。有些年長者在腦功能退化的過程中，會出現一些不可理喻的情緒或行為變化，甚至也會產生妄想及幻覺。最常見的就是因為記性不好，找不到錢、存摺、收藏多年的金飾等寶貝，心裡認定一定是被偷了，或是認不得新來的看護，記不得家裡新的擺設，以為有外人入侵，自己陷入危險。其他像是擔心老伴不忠，提到早已過世多年的親人來訪，以及其他各種離奇古怪的想法。

　　這些問題和認知功能退化有關，很難只憑道理說服老人家，跟他爭辯只有讓彼此更生氣，不如試著用其他的話題轉移他的注意力。有時家人覺得老人家記性明明非常

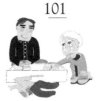

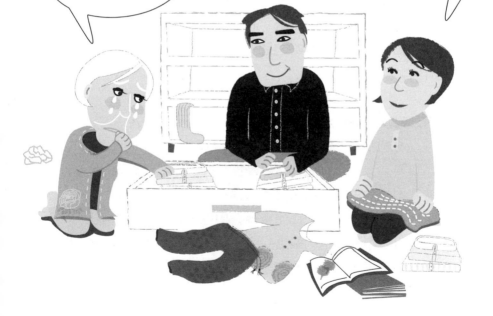

好，很久以前的事都記得一清二楚，怎麼被醫生說是認知
功能退化？其實失智的長者也許記得很久以前的事，對剛
發生的事卻常說過就忘，所以盡量不要跟著他的話題在原
地打轉。有些個案在使用藥物之後，這些症狀得到緩解。
不過給老人家用藥時，要小心是否帶來更多副作用。

　　類似情況也可能發生在智能不足，或有其他發展障
礙的孩子身上。這些孩子在成長過程中，無法適當用言語
表達生理、心理需求或挫折，只能用有限或獨特的方式呈
現，有時看起來不可理喻。通常要靠長期和他們互動的主
要照顧者幫忙，才能確定是一時情境上的過度反應，還是
有精神疾病。

內外科疾病併發之精神狀態

　　身體疾病可能會引發短暫精神錯亂（即前面提過的
「譫妄」），也可能會引起慢性精神病症。也就是說，即
使原本的內外科疾病病情都已經穩定了，患者仍表現得像
慢性精神病患一樣。比如車禍、中風、腦炎、腦部腫瘤或
其他可能傷到腦部的嚴重疾病，原本可能致命，醫治後命
是救回來了，但腦部的傷害已造成，患者的個性好像完全
變了一個人。

　　如果受損部位主要在大腦前額葉，原本和氣認真負責的患者，可能病後變得魯莽衝動，一不高興就滿口髒話，口無遮攔，大聲擤鼻涕、隨地吐痰、吃東西時狼吞虎嚥，喜怒無常。也有腦傷患者病後變得沉默、不愛理人，好像心情很鬱悶，但又表達不清楚。還有些患者則是在腦傷之後出現明顯的妄想、幻覺，或其他奇特的言談舉止和行為模式。

　　不同部位的腦傷，造成的臨床現象可能很不一樣。然而也不見得能由受傷部位，推測一定會有什麼精神病症，而且隨著時間消逝，腦部也在慢慢修復調適，呈現在外的問題也可能出現變化。醫師通常是從時間順序來推斷是否是由這些「器質性」的因素造成精神病，如果症狀隔太久才出現，兩者相關的可能性就不大。有時精神分裂症的患者家屬會說，患者幼稚園時曾跌倒撞到頭，那時沒怎樣，發育、唸書都正常，會不會十多年後才出現問題？沒有人能給百分之百的答案，只能說實在很難歸因到那麼久遠的事件。

　　此外，當慢性精神病患出現急性精神病症，若非因停藥或遭遇明顯壓力事件，也需要做檢查來排除可能的生理性因素。

藥物相關之精神病症

有些化學物質的合成，最初是為了醫療用途，但因為可以產生短暫的欣快感、鎮定感或獨特的感官扭曲作用，而被用於非醫療的情境，濫用的後遺症之一，就是會引起精神病的症狀。一旦出現這樣的問題，有時不是趕快停藥就能復原，所以千萬不要貪求一時的愉快。

最常見的就是酒精帶來的問題，一般人耳熟能詳的是，急性酒精中毒時所產生的混亂與危險行為。大量酒精長期作用在腦部所造成的傷害，可能導致惱人的幻覺、被害妄想、嫉妒妄想等精神病症狀，即使戒酒後，都還可能持續造成困擾，需要藥物治療。其實長期酒癮個案也不能突然停酒，因為急性戒斷期間會出現譫妄，伴隨很多身體不適及情緒問題，嚴重時會有生命危險。有些鎮靜類的藥物，在長期大量使用後突然停藥也會出現類似的現象。

安非他命原本也是用來提神，亦是治療注意力不足過動症的有效藥劑，但它所造成的負面影響已惡名昭彰。用量太大、太久，或是體質上的因素，都有可能出現疑心變重、暴躁易怒、鮮明的關係妄想、被害妄想、受到威脅恐嚇的聽幻覺、覺得身上有東西在爬在鑽的體幻覺等，嚴重時的症狀和精神分裂症很難區分。

還有許多作用在中樞神經的物質，使用時可能會出現類似的問題。「精神病」只是這些物質帶來的諸多為害之一，物質濫用還有更大更多的社會、經濟，甚至政治問題，這個部分就超出這本書打算討論的範圍了。

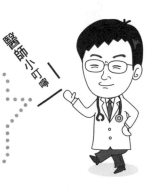

醫生小叮嚀

精神疾病的診斷，需要充足資訊與長時間觀察，醫師不會只根據一、兩個症狀就做出診斷。

【第四章】

精神分裂症患者的
日常生活

深受精神分裂症困擾的人，就在我們生活周遭。
他們努力想保有個人生活和尊嚴，
期待得到你我的接納、包容與鼓勵。

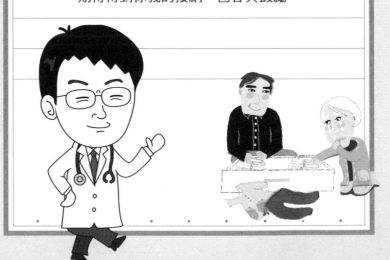

　　精神分裂症是最具代表性，恐怕也是最容易被「污名化」的精神疾病。不明究裡的人，聽到這個病名往往先退避三舍；家屬聽到這個診斷，第一個反應常常是無法接受或極力否認，好像被宣判得到不治之症、恐怖的傳染病，或是他們會受到傷害一樣。

　　「精神分裂症」是一種腦子慢性退化的疾病，過去很多病患都是已經有了嚴重妄聽、妄想的狀況，且社會功能已嚴重退步才來看診。因此醫學界意識到早期預防與追蹤的重要性，盡可能及早介入，幫助患者病情不會持續惡化，以避免嚴重發病，逐漸喪失社會功能。

　　我在臺大醫院接受住院醫師訓練後，先到當時還隸屬省立桃園療養院的八里療養院服務。這是臺北縣收治最多慢性精神分裂症患者的公立醫院，有好幾百張病床，部分患者在療養院一待就是好幾年，病情很難好到可以回家，因為病人即使在醫院沒事，回到家還是容易出事，所以通常在醫院會待得比較久些，當年的慢性精神病患多半如此。臺灣東部還有上千床的大型療養院，北中南許多私立精神科院所也是類似性質。當然現在很多方面都有進步，比較不會有「去療養院就是要住一輩子」的觀念了。

從小說一窺精神分裂症

在去療養院工作之前，恰好讀了日本作家村上春樹的小說《挪威的森林》。小說開頭描述女主角的一段自述，觸動一位年輕精神科醫師的直覺——她是不是病了？

直子：「最近一直持續這樣。就是想要說什麼，每次也只能想到一些不對勁的用語。不對勁的，或完全相反的。可是想修正時，就更混亂而變得更不對勁，就越發搞不清楚自己最初到底想說什麼了……感覺簡直像自己的身體分開成兩個，在互相追逐一樣。正中間立著一根非常粗的柱子，我們一面在那周圍團團轉著，一面互相追逐。正確的語言總是由另一個我擁有，這邊的我卻絕對追不上。」

（男主角則回應：）「每個人多多少少也都有這種感覺，大家都想表現自己，卻都無法正確地表現，因而開始焦慮。」

摘錄自《挪威的森林》

男主角的回答非常像二十歲左右、不上不下的年輕人

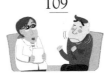

會說的話，很有存在感、焦躁熱切，又有點文藝青年式的說法。不過女主角對這樣的反應似乎有些失望，只說「跟那個又有點不同」之外，就什麼也沒再說明了。

隨著故事的發展，精神病理的表現更加明顯：直子的思考障礙日益嚴重（寫信變成很大的負擔，想說話卻常找不到適當的用語等），情緒沒來由的劇烈波動，不得不中止學業被送到山中療養，之後也出現了幻覺，病情幾度起伏後，終究以自殺結束短暫的青春。

一般人也許會這樣推論：她是因為青梅竹馬的男友莫名自殺之後情緒一直無法平復，或者是因為和已故男友的好友發生關係而矛盾，困擾不已，甚至覺得她應該是在小時候，目睹姊姊上吊亡故的身影時，就埋下日後情緒不安的種子，或者更無奈的認定這是她家族悲情的宿命。

就故事的舖陳來說，這些推論都是可能的影響，但都說不上何者是致命的一擊。從精神醫學的立場來看，直子遭受到生物性、心理性，以及社會性的危險因子交互影響終至發病，其精神狀態的演變，正是精神分裂症病程的典型舖陳，包括近年來引起很多關注的前驅症狀。不知道是不是因為這個機緣，在慢性療養院工作一陣子、出國念書、再回到臺大醫院時，我的主要工作重點，就是轉移到

精神病的前驅期。

　　長期接觸不同階段、嚴重程度不一的精神分裂症患者，發現儘管有些個案的確讓家屬及醫療人員傷透腦筋，但除了特別嚴重的患者較難控制病情，或是在急性期曾造成很大傷害，以致難見容於家庭或社區，或是家庭社會能提供的支持有限、住在家裡反而不利，需要長期安置在機構的個案之外，其實就在我們周遭，一直有著許多深受精神分裂症困擾的人，仍試圖想保有個人生活和尊嚴，期待得到你我的接納、包容與鼓勵。下面幾則故事，記錄著他們的努力。

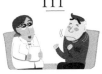

S的故事：走不出去的旋轉門

病前徵兆

　　S的個性內向，話不多，朋友少，成績中等，專科學歷，退伍後在某個工廠上班，是個執行輪班作業的平凡男子。然而幾年工作下來，他不像其他同事彼此日漸熟絡，反而越來越孤僻，不太理人。面對主管的關心，總是含糊其詞，讓人搞不清楚他在想什麼，隱約感覺得出他可能有什麼忌諱還是怪癖，由於工作沒出狀況，主管也不方便多說什麼。

　　家人有留意到他不大對勁，尤其親戚的孩子中，有人患了精神分裂症，更不敢掉以輕心。但家人越想關心，S反而退縮封閉得更加屬害，一回家就躲進自己房裡，也不和大家一起用餐。家人以為他交了不好的朋友，或是受了挫折委屈，但觀察一陣子也沒找到這方面的證據，因此趁他上班時進房間檢查，發現一些不知算宗教還是哲學的小冊子，內容不是常見正統的說法，上面還有一些看來像是S做的註記，但語句不太連貫，看不懂在寫什麼。

　　當晚父母提起這件事，S先是不大高興，但仍未多說什麼，反而像在自言自語般的嘟噥幾句，又露出似笑非笑

的詭異表情。之後生活習慣更離譜，不管上日班還是夜班，作息都和家人顛倒錯開，外表也不梳洗，頭髮鬍子越留越長，身上甚至發出異味，只有對那些小冊子的興趣不減反增。

急性發作

某天夜裡，S的房裡發出嘈雜的怪聲，父母敲門不應，只好破門而入，看到他表情嚴肅，口中唸唸有詞，好像在進行什麼儀式。S喝令父母不要輕舉妄動，警告當下情勢險惡，自己正在和正邪兩方交鋒，若有不慎就會出人命。父母試圖勸服，S不但完全聽不進去，反而變得更緊張激動，完全不可理喻，父母只好聯合其他家人強制送他就醫。

到了醫院，S原本不肯住院，但在同意書上簽個像畫符一般的記號後，也不再積極抗拒。只是對他做任何處置前，他都要求使用有正反兩面的器物，用「擲筊」的方式來請示神明，同意的話才願配合。還好「擲筊」未得「聖杯」時，鼓勵他再問一次，多半願意再擲，在急性期就靠這種模式，臨床處置才得以順利進行。

試著探詢這陣子怎麼了、今晚發生了什麼事、目前還

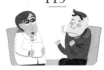

在困擾什麼等疑問，他一概以「你說呢？」、「你不會這樣嗎？」、「你說是就是了嗎？」等，似是而非的反問句來回應。住院初期也觀察到，S在一個人獨處時，自言自語更加明顯，也常執行「擲筊」的儀式。不與他人互動，對於醫護例行的探視充滿戒心。

病情緩解

藥物治療一、兩週之後，S比較放鬆，對於先前讓人摸不著頭緒的行為，只淡淡的說，「你們不是都知道的嗎，為何還要明知故問？」慢慢卸下心防之後，發病的歷程才得以拼湊出來。原來一年多前S就開始有「特殊的感應」，為了弄清楚這倒底是怎麼回事，S用了不少方法測試，也不大放心讓旁人知道。最後S認定自己和「靈界」產生了連繫，而且被賦予特殊的使命，認為大家應該都知道他背負的任務。

這些想法，大都是經過豐富的幻覺經驗、感覺上像是非常真實的互動，經過長時間的醞釀而凝聚出的結論。因此儘管服藥後「感應」似乎少了些，S仍堅信自己不該輕易放棄聽從「上界」的指示。他在人前盡量避免談到這些，不再堅持用「擲筊」決定行動，保持配合的態度，有

時甚至過度客氣有禮，以免一直被增加藥量。

　　頭髮理了，鬍子刮了，換新衣物後，看起來整個人精神好多了。醫療團隊雖然不認為症狀可以一下子就消散，至少態度的轉變是個好現象，也鼓勵他嘗試返家、回到工作場所，接觸先前的人事物。S表示一切正常，家人也擔心請假太久，影響日後的工作，於是治療不到一個月的時間，他就出院回去上班了。

復健之路

　　出院沒多久，S就不配合服藥。先是找各種藉口，不讓家人看著他吃藥，後來家人發現剩藥太多，盯著他吃藥，他卻把藥藏在舌下再吐掉。不出幾個月，他又發病了。家人和醫生商量，用滴劑將藥物加在食物中給他，不久也被S察覺，於是他拒吃家人為他準備的食物和飲水，加上原本三餐就不正常，整個人瘦成皮包骨，家人只好再次強制送醫。

　　同樣的情節每年幾乎要反覆一遍，儘管改用長效針劑注射給藥，但S出院後不久就拒絕回診，不出幾年，工作丟了，整個人顯得更邋遢，成天關在自己的房間，和外界斷了連繫，更遑論治療復健。父母鐵了心，接受建議，在

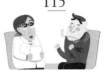

一次急性住院期間，半哄半勸的，終於讓他轉去療養院。

經過急性病房的再觀察、亞急性病房的確認、慢性復健病房的規律生活與活動參與，S從一開始的消極抵抗，轉變為可以被動配合。S同意要出院前，得先經過日間留院的過渡階段，而且主動向職能治療師請教求職相關資訊。前後在療養院待了超過一年，S卻覺得受益良多。

S一出院就急著找工作，家人很是欣慰。無奈受限於現實環境的不景氣，加上自己沒能接受生病後能力產生落差，在無法順利找到合適工作的情況下，變得自暴自棄。儘管家人不斷鼓勵與支持，但他們實在擔心S掉入急性復發、慢性復健、社區再適應困難而又復發的旋轉門中，慢慢往下墜落。

醫師的話

從發病（出現明顯精神病症狀），到開始治療的這段時間，稱為精神病未治療期（Duration of Untreated Psychosis, 簡稱DUP），DUP越長，治療反應越差。此外，復發的次數越多，常需更高的藥物劑量才能穩定下來，治療的效果往往也不如之前。文獻上用「旋轉門現象」來形容不斷停藥、復發、停藥、復發，彷彿永遠無法

繞出這個循環，難以回歸社會的困境。越想藉停藥來擺脫
這個病，其實只有讓自己越陷越深。

C的故事：戒慎恐懼勇敢挺進

發病前夕

　　C原本是個善良貼心但自信稍嫌不足的女孩。十六歲高職一年級的時候曾對媽媽提起，同學似乎不喜歡她，她總是很在意別人的話語、眼光，經常感到壓力很大。媽媽如果安慰說別想太多，她反而會為此生氣，覺得不被瞭解。高二開始晚上常抱怨鄰居太吵，讓她睡不好，要家人去向鄰居抗議。家人頗感為難，因為長期生活下來，他們並不覺得鄰居們最近特別吵。

　　看著C心情越來越不好，家人帶她去看醫生，診斷不確定，說疑似憂鬱症，使用抗憂鬱劑治療，之後她對周遭稍微不那麼敏感，但感覺自己變笨了。在學校因反應慢半拍，練合唱時一不小心就「放砲」，被同學一瞪，聽到他們的嘆氣聲，感覺更加被孤立，吵著不想去上學。晚上也要媽媽陪才能安心睡，不知道在怕什麼。媽媽去學校瞭解是不是發生了什麼事，校方表示C一向很乖，沒聽說她跟誰有衝突。最後因為常缺課，家人只好讓她先休學，反而有幾位同學主動關心：「C發生了什麼事嗎？平常看不出有何異狀啊！」

　　然而在家情況並未改善，C常為一點小事大發脾氣，行為舉止顯得孩子氣，有時夜裡大叫大哭，家人陪也不行（「你幹嘛這樣陪我」），不陪也不是（「你是不是不要我了」），用哄的用罵的都沒效，讓人完全不知所措。原本治療的醫師擔心，會不會是精神分裂症的前驅期，轉介過來進一步評估，發現C有很強的「關係意念」，於是使

醫｜學｜小｜常｜識

關係意念／關係妄想
（idea of reference/delusion of reference）

　　關係意念是指把一些中性、不直接相干的外在現象，解讀成是針對自己發出的訊息，例如旁人手揮動靠近鼻子，就認為是嫌自己身上有臭味；同學咳一下，就覺是在對自己嗆聲。當這些想法出現頻繁、錯誤的解讀變得牢不可破、很難用道理說服其實別人不是像他所想的那樣時，則謂關係妄想。

用低量的抗精神病劑，整個人很快就安定下來，也繼續接受追蹤。

急性發作

原本以為沒事了，沒想到一、兩個月後，C又開始對聲音疑神疑鬼，對旁人的舉動也充滿懷疑不信任，一直覺得有人在跟她「唱反調」。譬如去唱KTV，要唱的那首就是點不到，一定是有誰故意把她選的那首歌刪掉。後來甚至懷疑是某位其實不常往來的親戚在背後操弄，似乎想利用她「獲取不法利益」。這些指控的理由實在很牽強，媽媽也不知道C所謂的「不法利益」指的是什麼，但只要一講到這裡，她就激動哭鬧，難以澄清。

幾天後看籃球賽的電視轉播時，C宣稱終於明白是怎麼回事了。因為她發現自己一邊看電視一邊心裡在想的事情，經由現場實況轉播，電視裡的球員當下就能接收到，而且透過球員間互相擊掌來打暗號，表示已經知道C在想什麼，接下來要利用她做壞事，以獲取「不法利益」。為此C感到極度生氣和害怕，家人勸說不看電視就不會胡思亂想，她卻說不行，一定要弄明白「那群人」到底想要做什麼。

在明顯的多疑、思考被知（覺得自己的心思被外界讀取了）、被害妄想、扭曲錯亂的推理邏輯干擾下，C總處於情緒激動、行為瀕臨失控的狀態，終於住進精神科急性病房。剛住院時，她仍要媽媽全天候陪伴，而且一聽到走廊有腳步聲就緊張得發抖，認為「那群人」也跟到病房來了。對年紀比自己大一些的男性有很強的敵意，懷疑就是這些人想利用她，她自己也很沮喪，怎麼連醫院也變得這麼不安全了呢。

病情緩解

所幸C在急性發作前就接受追蹤，對醫療團隊的信任，讓她不致於那麼不堪一擊。也因為定期追蹤，一旦病情明顯變化，家人很快聯繫醫院，便可積極安排處置。經過藥物治療、衛教、活動參與、心理支持後，病情逐漸獲得改善，但要恢復對周遭的信任、回歸一般生活，則還有一段路要走。

首先，在急性發作、情況混亂時，藥物劑量不得不提高，因此副作用也隨之而來，需要使用輔助藥物來微調，而輔助藥物也可能帶來新的副作用。這些都要和治療者溝通，以及耐心地讓身體適應。

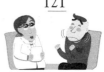

　　當混亂逐漸沉澱之後，C必須試著接觸原本那些令她懷疑害怕的人、事、物，這時需要溫暖的陪伴與支持鼓勵，慢慢地她才能分辨先前錯亂驚恐的印象，其實只是生病時，對周遭扭曲的解讀。

　　復原期間腦力似乎並未隨著症狀穩定而恢復，腦袋覺得鈍鈍的，別人說什麼，沒辦法一下子就理解，只是不會像生病時那麼慌。做事不大能專心，也不太有耐心，整個人好像變懶了，C原本就不是很有自信，生病後更依賴媽媽了。

復健之路

　　媽媽很努力學習，明白C發生了什麼事，瞭解目前急不得，還是先參加醫院日間病房活動，每天維持規律的作息和體能活動，以及保持一定的人際互動，來幫助穩定情緒，並藉由各項職能治療活動，改善操作能力及認知功能。C一待就是兩年，才試著回高職重新就學。

　　C克服了比同學年紀大的尷尬，順利讀完第一年。但二年級有一科期中考很難，班上不及格的同學都被點名站起來檢討，突然間C紅了眼眶，眼淚一滴滴落下來，把老師和其他同學都嚇壞了。當天C又開始覺得全校每個人都

知道她的事，不管走到哪裡都有人交頭接耳在議論，幾天下來覺得受不了，於是打包行李，備齊住院所需用品來找醫生，說自己快復發了，要趕快住院。

在瞭解、清楚事件的來龍去脈後，發現C還是可以被安撫，因此只做了藥物的微調，和提供不同的想法給她參考，不用住院就過了這關。畢業之後，嘗試工作的兩、三年間，也出現過幾次類似的情境，多半是拿捏不到上司的要求，判斷不出對方是安撫、鼓勵、建議、抱怨、批評，還是告誡，有時把自己弄得太累，只想逃離那樣的情境。但至少不會一下子就過度聯想，有幾次好像快要復發了，也都勇敢地挺了過去。

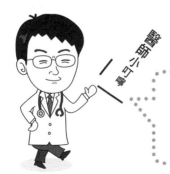

醫生小叮嚀

如何讓患者及家屬瞭解精神分裂症，以及有配合治療的意願，是影響病情康復程度的重要因素。

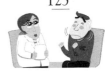

醫師的話

　　精神分裂症帶來的困擾，不是只有急性期會發生脫離現實的幻覺、妄想或混亂言行。更令人苦惱的是，有時急性症狀緩解後，外表看起來好好的，但實際上卻很難說明自己就是跟生病前不太一樣了。例如腦袋裡一次處理不來兩件事，碰到稍微複雜的訊息、任務、意外的狀況、衝突等情況，便常無法立刻反應。如果沒能及時處理，讓事情單純化，就有復發的風險，但若過度的保護，又可能錯失復健的契機。

Z的故事：重整步調自在人生

病前徵兆

　　Z出生在物質不太充裕、非常強調學業成績、「一試定終身」的年代。十八歲大學聯考那年，得失心很重，因為家中其他兄弟姊妹個個就讀頂尖名校，雖然自己也就讀明星女校，高一高二成績名列前茅，但上了高三後發現同學們卯起來拼，總覺得別人都比自己厲害，很擔心考不好讓家人失望。

　　可能是給自己的壓力過大，越想用功，效率反而越來越差，一次模擬考成績往後滑動，就開始了惡性循環——失眠、焦慮、一急眼淚就掉下來，沒法專心，整個步調都亂了。父母因為其他子女從來沒讓他們憂心過，只覺得怎麼就這個孩子的抗壓性特別弱，也不知道要怎麼處理，想著考完試應該就會回歸正常了吧。

　　大考的結果其實還算差強人意，上了一所排名在中段的國立大學文科學系，但對Z來說，就像落榜一樣嚴重。儘管並未受到苛責，Z卻變得很敏感，對家人的眼神、關心的言語、一些不經意甚至根本不相干的舉動，開始有很多聯想，覺得他們刻意在演戲，暗地裡在嘲笑自己沒用、

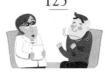

是家裡優秀孩子中的害群之馬。在等著大學開學的日子裡，每天過得不太真實，看到鏡子中的自己，也變得不大認識了，好像是一只空殼子，被不知名的力量玩弄著。

急性發作

Z一上大學，面對和高中截然不同的生活步調、上課方式、課外活動、人際往來、與異性接觸等，不覺慌了手腳。原本過度在意家人對自己的評價，現在轉而投射到同學身上。看到別人自然開懷的談笑，會以為是在嘲笑自己；「我經過時，笑聲『突然』停下來，一定是他們討厭我，故意用不笑來排擠我」。慢慢的Z覺得有人在背後議論她，「他們說我很奇怪！」

更困擾的是，看到男生對自己投向注視的眼光時，就有一種被侵犯的感覺，害怕得想趕快逃開。勉強和他們互動時更是辛苦，覺得他們的一舉一動都帶著某種性方面的暗示。Z從來沒交過男朋友，不知道怎麼會出現這麼多齷齪的想法。「隱約之間，好像有人知道我在想那方面的事，不然怎麼會聽到陌生男子的聲音，不時地在耳邊數落我、蠱惑我，讓人無所適從，有時甚至會出現其他人的聲音，夾雜在一起討論。」

　　困惑、害怕、羞愧、恐懼、憤怒，各種複雜的情緒把Z包圍得喘不過氣，覺得自己彷彿完全攤開在那些人面前，快要無地自容了。於是白天不敢去學校，躲在家裡茫然地打發時間，夜深人靜時，幻覺與妄想卻異常清晰，只能一個人孤單無力地和他們周旋，常常徹夜難眠。家人有的用關心、有的用指責，想讓她快快恢復學業，但全被她的暴怒激動擋了回去。經過幾番波折奮戰，爸爸終於在友人的協助下，帶她到精神科接受治療。

病情緩解

　　即使百般不願就醫，但在開始使用低量的抗精神病劑後，Z的病情很快就得到控制，不會那麼敏感，和家人可以比較自在的相處；對外界訊息快要引起過度聯想時，懂得踩剎車，教自己不用那麼在意；幻覺也減輕很多，儘管偶爾還是會聽到片斷的「雜訊」，不過反應也不會那麼劇烈，甚至可以當成耳邊風，讓它輕輕吹過。Z的生活作息慢慢恢復正常，病情緩解後，可以回學校唸書了。

　　不過，由於先前的學校缺課太多，加上擔心發病時校方留有不好的印象，因此不打算回原校繼續唸。她底子不錯，準備半年就重考上一所私立大學，同樣是文科學系。

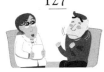

Z戰戰兢兢地重新展開大學生活，和同學保持適當的距離，也盡量維持正常的作息，漸漸生活上軌道之後，幾乎不覺得自己生了病。

家人和Z都很高興這樣的恢復，儘管醫師建議再觀察一陣子，但Z忍不住就先試著停藥。沒想到才經過了一學期，神經又開始緊繃起來，大家的眼光、言語、手勢對Z而言又充滿了暗示性，幻聽浮現無法充耳不聞，整個人又墜入精神分裂的漩渦。這次她很快就先辦了休學，立即恢復藥物治療。一年之後，Z復學了，往後四年再也不敢隨意停藥，後來也順利畢業了。

復健之路

Z從此就回到一般的常軌，過著幸福平順的日子嗎？

在那個年代，對於精神疾病還有很多偏見，帶著這樣的病史，很難不背負無形的壓力。擔心和異性交往會造成復發的壓力，Z刻意選擇避開，也將情感轉向宗教方面的寄託。幸運的是，語文方面有專業能力，能在教會找到固定的工作養活自己，和家人也保持良好的互動與關心。

四十年過去了，其間Z曾在母親過世時，情緒極度哀傷，幾天睡不好，腦袋似乎又要失控了，開始口無遮攔，

幻覺妄想蠢蠢欲動，和現實生活攪和在一起。儘管相隔多年，家人對於她急性發作的印象猶深，趕緊送醫短期住院，於是很快就穩定下來。幾年後，父親年邁失智，家中成員成就不錯，但多在國外或其他縣市工作、生活，照顧的父親的責任，平日就由Z和外傭勇敢扛起，有特殊狀況時，再向其他兄弟姊妹求援。

從教會工作退休後，Z仍每週固定半天做志工，也參加其他活動，還喜歡在圖書館借書、聽免費的演講、看展覽，把散步當成運動，生活安排得恰到好處。每天吃藥，每個月記得去領藥，每三個月到精神科門診拿連續處方簽，這已經是再單純不過的習慣了。某天你若跟Z擦身而過，恐怕也不會把她和精神分裂症連在一起。

醫師的話

研究指出，較好的病前性格、較佳的病前功能、急性發作、發作時情緒症狀明顯、較少負性症狀、較少認知功能障礙、較佳的社會支持系統，以及良好的服藥順從性等，可以讓病患有相對較佳的預後。Z雖然不幸碰上了這個病，所幸她幾乎囊括了所有指向較佳預後的因子，也因此能自在地過著如你我一般的日常生活。

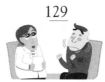

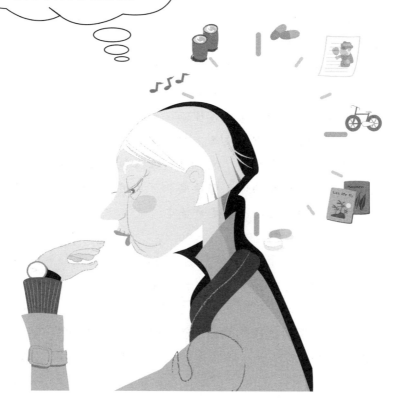

家人也要學習與病共處

再說一個真實的小故事。

多年前某個農曆年假期間，一位療養院慢性病房患者的母親難得來看他。母親劈頭就指責他懶散、外表沒梳理整齊、住院這麼久了都沒進步、過年想回家幹嘛……，病人只有愣愣地在一旁聽訓。數落一頓之後，母親提著一大袋看起來滿高檔的食品到護理站。工作人員以為是要寄放保管，因為份量不少，沒馬上吃完放久了怕會壞掉，便問她可以請其他病友吃嗎？沒想到這位母親高聲說道：「這是要請工作人員吃的啦！那些廢物，不用吃那麼好！你們過年還要照顧這些人，真是辛苦了。」

後來那袋食物當然是交給病友們一起分享。不知道個案過去犯了什麼錯，讓他的母親這麼憤怒。也許是生病後，整個人的能力下降，讓她太過失望。只不過，如果連最親的家人都用這樣的態度，對要讓患者回歸家庭社區過一般生活的工作人員，將會是更大的挑戰。

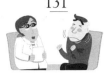

　　每位精神分裂症個案都有自己獨特的生命故事。他或她，和關愛他們的家人都經歷著漫長的努力、等待、期盼、挫折、憤怒、恐懼、妥協，才能稍稍得到安慰。家人們需要不斷調整自己的步調與期待，也承受著似乎永無止境的擔憂，因為醫師總提醒著復發的風險有多高；復發後的預後只有更差。然而自己的復原程度，似乎從來不曾讓人滿意。

　　無論如何，每個生命、每個人的生活都該受到尊重與肯定。不論社會大眾如何看待得了精神分裂症的人，患者仍然有生活與生存的權利。對患者而言，最重要的事應該是接受這個病，且想辦法與它和平共處。也希望原本對精神分裂症感到陌生，甚至有點害怕的讀者，能夠以比較中性，甚至正向的角度，來認識患者。

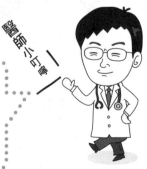

醫師小叮嚀

如果真能了解、尊重、體諒與接受患者，那麼，管它叫做「精神分裂症」或是「思覺失調症」，應該都沒有什麼差別吧。

【第五章】

精神病前兆
或是青春期風暴

精神分裂症前驅症狀易與青春期風暴混淆，
有前兆的人也不一定會發病。
提高警覺、及早介入是好的，但不需要過度擔心。

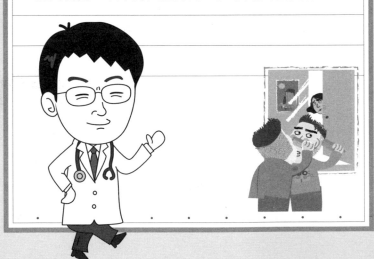

打開機會之窗：關於及早處置

任何疾病的自然病程，都有一段潛伏期。例如感冒患者有時會出現打噴嚏、流鼻水等症狀，但他們的身體並不是這時才被病毒感染，而是症狀發生之前就已經感染病毒。通常我們不會一打噴嚏就去看醫師，而是發生其他更明顯的症狀才需要看病。癌症發生的過程也是這樣，癌細胞被發現時，其實已經生長了一段時間。

同樣的道理，很少精神分裂症患者是沒有任何前兆就突然發作，多半會經過「前驅期」的醞釀，累積到一定程度才爆發出明顯症狀、急性發作。而且一旦急性發作後，常會進入「慢性退化、急性復發、再慢性退化」的病程。

精神分裂症能不能及早篩檢預防呢？過去二十年來，許多精神病方面的專家，都聚焦在如何及早介入處置，以降低疾病造成的損傷，並且以避免嚴重發病為最終目標。

精神病前兆：所謂的前驅期

有位大一的女學生來到門診，一坐下來就不停講話，但是整段話的邏輯不通，無法理解她想要表達什麼，如果試圖打斷，她會更停不下來、也越來越不著邊際。問家人

平常她講話就這樣嗎？家人一副如釋重負的說，「終於也有人覺得她這樣是很奇怪的。她大約這半年才變成這樣，常常抱怨很多事情，但是大家聽不懂她在抱怨什麼，不聽她又會很氣，氣大家為什麼聽不懂，還不肯耐心聽。」

　　仔細了解其他狀況，沒有誇大妄想、活動量過度、計畫過多、精力旺盛等典型的躁症症狀，反倒有疑心過重、覺得有人跟蹤、在學校容易跟人起衝突等困擾。最近想搬出宿舍，但懷疑有人故意干擾，說她壞話，讓她租房子不順利。不過她還沒有堅信這些想法，也同意可能是還沒適應大學生活，比較容易多心。後來只回診兩、三次，吃了一點藥，覺得好多了，便說想趕快回去讀書。大約一年後，她出現了嚴重的妄想干擾，以及激動混亂的行為，住院診斷為精神分裂症。

　　一項德國的回溯性研究指出，從患者第一次住院或出現嚴重症狀，被診斷出精神分裂症的時間點往回推，有三分之二以上的患者表示，其實覺得自己不對勁已經有幾個月到一年左右了，很熟的家人或朋友仔細回想，也覺得有段時間他跟之前不太一樣。換言之，症狀是漸漸產生的，醞釀到某天出現明顯的妄想、幻覺，或是失控混亂的言行，通常也是到了這時才被診斷出來是精神方面出了問

題。從先前開始覺得怪怪的到確定診斷的這段期間，就叫做「前驅期」。

仔細詢問之後可以發現，在前驅期的前段，主觀變化通常很輕微也不特別，像是覺得注意力很難集中、變笨了、腦子裡老是重複一些莫名的念頭、想用功但力不從心，或是花很多工夫但效率比以前差；情緒上變得容易莫名的緊張、沮喪；情緒的調節也不對勁，有時沒來由的恐慌害怕、有時又顯得漠然無趣；衝動控制變差、與人互動顯得過度敏感或不適切。日久逐漸變得退縮、不修邊幅、作息日夜顛倒，成績、工作能力大幅下滑，有些人因此不得不休學或離職。

患者自己無法理解為何會有這樣的變化，父母與親友則會責備個案變得不聽話、不可理喻、變懶變鈍；若在學校，因為言行怪異，也容易被孤立或另眼看待，甚至被霸凌，如此又形成另一重壓力。這些問題若沒有得到適當的排解，經過數週、數個月，甚至一年以上的起伏，就有可能進展到前驅期的後段。

前驅期後段時，逐漸會出現脫離現實的「類精神病經驗」（psychotic-like experiences），如容易聽錯、看錯；對聲音、較強的光線、味道感覺有壓力，對噪音的反應也

變得比較強，偶爾會經驗到片段、不大成形的幻覺，總覺得有什麼不好的事快要發生；疑心變重，思緒顯得天馬行空，出現奇怪的聯想，過度解讀周遭日常發生的事情，對別人的眼神、言語、一舉一動都過度敏感；言談變得空洞，夾雜似是而非的邏輯論調等。

輕微精神病症候群

近十年來，為了提高精神健康專業人員對於精神病高風險期的注意，部分早期精神病相關的研究人員，鼓吹將疑似精神病前驅期的個案，用一個新的診斷類別來描述。由於這個議題爭議性仍大，在最新版的《精神疾病診斷統計手冊》（DSM-5）中，只暫訂出「輕微精神病症候群」（Attenuated Psychosis Syndrome，APS），放在尚待進一步研究的範疇。

Attenuated字面上是較淡、較薄或較弱的意思，簡單說，APS描述的，就是病患呈現的是還未到精神病那麼嚴重，而是前驅期後段常見的症狀。在DSM-5診斷準則中，用較具體的項目（幻覺、妄想、混亂言行）、嚴重度（未明顯影響個案的現實感、還不到精神分裂症或其他精神病的程度）、發生時間（近一年才出現或明顯惡化）、出現

頻率（過去一個月平均每週出現一次以上），以及造成個人不適及功能下降，需要臨床關注的狀況等，來定義這個症候群。

為何不直接用「精神分裂症前驅期」，來描述這些現象呢？因為臨床上若說「現在是精神分裂症的前驅期」，則從字面上來解讀，似乎暗示之後就要發展出精神分裂症，只是目前時間還沒到而已。但事實上，出現疑似前驅期症狀的個案，不是每一位都會發病，因此目前文獻中，通常是用精神病「超高風險期」（Ultra-High Risk State, UHR）來描述這個階段。「前驅期」只適合已經確定的診斷回溯描述病程時使用。

真的會發病嗎？

前面提到的德國回溯性研究，其實還做了一項有趣的比較。同樣找一群第一次被診斷為憂鬱症的個案，往回推之前幾個月，記錄曾出現哪些常見的困擾。結果發現，很多和精神分裂症患者的問題重疊，有些症狀例如過度擔心、心情沮喪、失去信心、缺少興趣、角色功能下降等，出現在憂鬱症的機會更大。

不見得一定是精神病

不過上述症狀是比較非特異（non-specific）的症狀，別說憂鬱症或精神分裂症，只要是精神疾病，甚至只要壓力太大，就可能產生這些抱怨。因此用回溯性研究來看前驅期前段出現的症狀，其實沒有太大的鑑別力及預測力。理論上標定前驅期後段，也就是靠近嚴重發病前的「類精神病經驗」，亦即APS或UHR，才比較可以鎖定精神病的高風險個案。

瑞士、澳洲的普查式研究則顯示，有一定比例的一般大眾，曾短暫出現類似幻覺或妄想。長期追蹤下來，部分人幾年後很少再有類似經驗，一部分的人則間歇存在這樣

的情形，但沒有發病。而那些後來生病的人當中，未必都是患了精神分裂症，也有焦慮症、社交畏懼症、憂鬱症、創傷後壓力疾患、雙相情感疾患（躁鬱症）等，由輕到重的各式精神疾病。這樣看來，發病與否，以及發展成什麼病，變數實在很大。

發生精神病的機率有多大？

近十多年來，各國以前瞻性的研究設計，持續追蹤一群看起來符合「超高風險期」描述的個案，發現一年後的發病機率從到10%到50%不等，其中約八成以上是精神分裂症，少數是合併精神病症狀的其他疾患。臺大醫院前幾年的研究結果，則約是30%左右。也就是說，被懷疑是高風險、會發生精神病的個案，之後果真發病的機率，是一般人的幾十倍（一般人發生精神病的機會小於1%）。但即使現在處於超高風險期，未來大約七成（相對於30%）其實並未發病，換言之，不發生精神病的機會還是很大。

因此儘管嘗試用更嚴格的定義「輕微精神病症候群」，還是不能成為正式的診斷類別。不過換個角度想，出現疑似精神病前驅期症狀時，便是精神上可能快要生病的警訊，因此，二十年前就開始關注早期精神病研究議題

的先驅──澳洲墨爾本大學的精神科醫師麥葛瑞（Patrick McGorry）和他的團隊，就把對於精神病的關注延伸到整體青少年的精神健康議題。臺灣則是2006年才開始累積這方面的經驗。

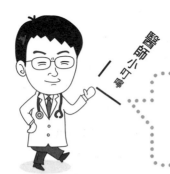

醫師小叮嚀

對於疑似有發展成精神疾病風險的個案，與其在意他會不會生病，或是會生什麼病，不如關心他哪裡不對勁，需要什麼幫助。

醫｜學｜小｜常｜識

麥葛瑞（Patrick McGorry, 1952～）

　　麥葛瑞是澳洲墨爾本大學教授、精神科醫師、Orygen青少年精神健康中心執行長、國際早期精神病研究學會（International Early Psychosis Association, IEPA）創始人之一，以及國際期刊《Early Intervention in Psychiatry》主編。

　　麥葛瑞醫師自1990年間即開始研究精神分裂症之前驅期和及早介入處置之可行性，之後擴展對象至青少年期各種精神疾病及時介入之服務與研究。

　　由於這方面的努力與成就，麥葛瑞醫師在國際間獲獎無數，並獲選為2010年澳洲之年度代表人物（Australian of the Year）。

別急著說孩子有精神病

　　精神分裂症的好發年齡在二十歲前後，因此青少年期的情緒劇烈起伏，有時讓人懷疑是否「精神有病」。如前所述，2007年8月，臺大研究團隊正積極收案，進行疑似精神病前驅期個案的追蹤計畫，藉由一次精神分裂症國際研討會，發布相關新聞資料，多家平面媒體大幅報導，某大報的頭版更以「青少年叛逆　當心是精神分裂」為標題，文中提到我的名字，並將我們提供的案例做了詳盡的介紹。於是我當了一個月的「名醫」，看了既多樣又複雜的各類問題，堪稱為「青春期精神疾患總匯」。

　　例如接近智能不足邊緣的孩子、未曾接受評估的輕度自閉症個案、在家裡常出現情緒行為問題的孩童，他們在學校常出狀況、容易被欺負霸凌，有時會抱怨「有人故意整我、鬧我」，對別人的言語、惡作劇反應過度，情緒調節、衝動控制也容易有問題。

　　也有強迫症或社交畏懼症的個案，對某些人、事、物過度敏感，擔心害怕的感覺揮之不去。還有心身症、急性壓力反應、適應障礙的年輕人，用各種奇特的方式，描述身體的不對勁、覺得自己變笨了，或是一臉茫然地說「我

不知道怎麼回事,整個人怪怪的」。另外有些人則是有無法釐清原因的飲食障礙、睡眠障礙等問題,因為看了新聞,所以也來問是不是精神病快發作了。

不過其中倒真的有早已明顯是精神分裂症,並接受藥物治療的患者,因之前的醫師不曾明確告知診斷病名,看了新聞後來求診,想要尋求答案。也有患者是因先前的醫師告知是精神分裂症,但自己或家人不接受,或認為「只是」前驅期,趕快預防就好。總之,各式各樣的病患,突然湧入我的門診。

這個經驗讓我深刻體會,對一般大眾做疾病衛教宣導時,千萬不能只強調要小心有哪些可疑的前兆。尤其是與青少年有關的衛教,如果沒有在病與非病之間仔細釐清,從不同的角度提出案例,往往使家長過度擔心,往錯誤的方向去解決問題,或影響親子關係,甚至讓當事人受到同儕排擠。

被寵壞的國中生

一名國中男生,聽媽媽說要帶他來臺北玩,結果搭了一個多鐘頭的車,卻是來到我的診間。他打扮很炫,一副鬼靈精怪的聰明模樣,對於被帶來醫院有點不高興,因為

不懂媽媽為何要用騙的。不過在會談過程都願意配合，對於學校生活、學業成績、興趣嗜好、和家人朋友相處等，都大方回答，初步印象是個生活無虞、生活優渥的男孩，也不太有讓人擔心的地方。

但媽媽在一旁可急了，趕忙補充：「他脾氣很暴躁，叫他出門不出門，勉強他出了門，碰到老師同學也不打招呼，還一直躲……那天在家裡不停照鏡子、換衣服，大概照了一個鐘頭，還一邊照、一邊嘴巴不知道在唸什麼……還有，叫他做什麼，只會很叛逆的頂嘴，態度很差，前幾天爸爸罵了他一頓，那天他有比較乖，沒再說什麼。但隔天又跟我起爭執的時候，爸爸瞪了他一眼，他竟然回嗆：『看什麼看？』」

媽媽好像講到很大的重點，加強語氣之後停下來等我的反應，我只好說：「所以呢？」媽媽對我的反應有點意外，便接著說：「這不是跟報紙寫的很像嗎？我兒子是不是快得精神分裂症了？」

既然兩造描述的狀況落差那麼大，就直接跟孩子把事情一件件澄清吧：

「為什麼不出門？」

我要出去找同學的時候，媽媽不讓我出去，所以媽媽要帶我去做別的事的時候，我就說不要。

　　「碰到老師同學，為什麼不跟人家打招呼？」

　　那天是媽媽騎機車載我，路上她先看到幾個在騎腳踏車的同學，要我跟人家打招呼，我坐在她的後座，很丟臉耶，一定會被同學笑，所以只好躲在背後貼得緊緊的，就怕被看見，怎麼可能主動跟同學打招呼！

　　「在家裡對著鏡子那麼久，還自言自語，這又是怎麼一回事？」

　　那天要去找同學，在想要穿哪一件衣服出去，但她不讓我出去，我只好邊照鏡子邊換衣服邊哼唱，自得其樂嘛。我知道她在偷看我啊，可我就是不想理她，誰叫她管那麼多。

　　「那跟爸爸嗆聲的事呢？」

　　有嗎？（沉默）

　　媽媽終於知道要補充什麼了：「爸爸過去一直很寵他，從來沒罵過他。平常都是我在限制他，所以通常是跟我吵，那天是爸爸第一次罵他，他可能有嚇到，乖了一個晚上。隔天他又跟我發脾氣的時候，爸爸瞪了他一眼，以

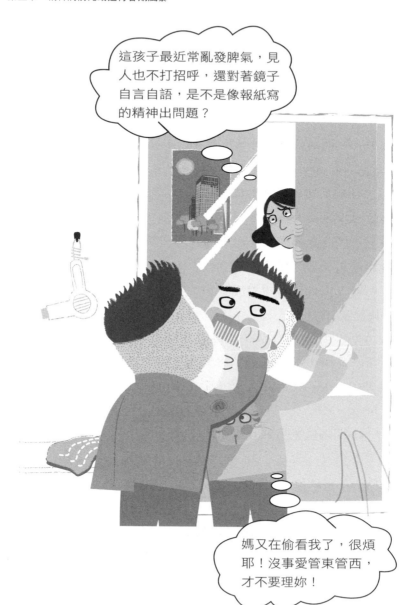

為這樣有效,沒想到這次他根本不怕,回嗆爸爸『看什麼看』,爸爸反而不知道怎麼辦才好。的確在家裡一向他才是老大,不是他爸爸。」

可以確定,媽媽很認真的看了那則新聞報導,標題是「老爸咳兩聲,高三女覺得被嗆」,新聞的女主角很容易暴怒、不可理喻、疑心重、不願出門等等。不過媽媽漏掉此新聞的另一則平衡報導,提示青春期風暴的一些特點,才會在面對兒子的狀況時,只想到「兒子得精神病」了。

聽到是教養及相處的問題,而不像是精神病,媽媽竟有點為難,「沒病?那不就沒得醫了嗎?他現在長那麼大了,我還能怎麼辦?」我只好提示她,今天不是說要帶他來臺北玩的嗎?就先從說到做到開始,重新培養母子關係,帶他去玩吧。

另一方面我肯定孩子儘管不開心,至少願意配合來看診,表示母子關係還沒那麼糟。但我也直接告訴孩子,他在家裡的某些行徑聽起來真的很像被寵壞了,竟然害媽媽如此擔心,甚至寧願他是得了精神病,才有辦法醫。這樣的情形,實在應該從親子關係的改善著手才是。

倔強無辜的「抓耙仔」

另外一個個案，是一位高二女生。她母親憂心地說出孩子的遭遇：

這孩子之前在學校都很乖，有一次因為班上某科小老師帶著全班同學一起作弊，只有她不肯同流合污，結果考不好，成績跟同學差很多，被罰掃廁所。她覺得很委屈，邊掃邊哭，老師發現了，就說：「考不好一向就是掃廁所，有什麼好哭的？」她才忍不住把班上同學集體作弊的事說出來。

結果不難想像，同學責怪她是「抓耙子」，在部落格上聯合起來罵她。之後她不願意去學校，說那群人一定都還在想辦法整她，一提到學校就發飆、甩門、尖叫、摔東西，什麼都來。家人拗不過她，只好讓她辦了休學。

休學在家整天鎖在房間裡面，連話都不說。一點小聲音，就以為我們在講她，想關心她，又抱怨我們給她壓力好大。稍不如她的意，就大發脾氣。帶她看醫師，坐在那兒一句話都不說；想幫她說，結果一開口，她就瞪過來，

讓她自己說，又不講話，實在拿她沒辦法。之前的醫生其實很有耐心，約了幾次回診，但都是老樣子。後來醫生說你們這裡有在看這種孩子，建議帶來試試。

在診間，女孩也是一句話都不說，也不正眼看我，試探各種話題都得不到回應，依然側著身體彆扭地坐著。媽媽只好幫她說，結果就像媽媽描述的一樣，女兒怒氣沖沖的瞪著她，叫她不要亂講，憤恨的模樣，好像在向揭露她重大祕密的「抓耙仔」抗議。在這一行，免不了要面對各種壞臉色，她這模樣，絕對可以排在前幾名。媽媽說，這孩子從小就比較倔強，只是這次真的太超過了。

話說回來，一個高二女生碰到這樣的事件，會抗拒上學，反應那麼激動，多少也是可以理解的。總不能因為變得退縮孤立、對聲音敏感、曲解媽媽的好意、情緒失控、臉色又太臭，就擔心她是處於精神分裂症的高風險期吧。只好先確認沒有立即的危險，暫時不建議做醫療上的處置，保持尊重與關心的態度，預約過一陣子再來追蹤。

幾個星期後複診時，女兒還是一臉不屑、事不干己的模樣、不看醫師、不說話。媽媽卻在一旁如釋重負，輕鬆的說：「好多了！學期結束了，之前的同班同學升上高

三，我去學校幫她安排復學，她肯跟去，看到上課的教室跟三年級離很遠，也跟輔導老師談過，感覺比較放心了。」什麼？看起來是同樣的表情與態度，媽媽的感覺竟然跟我天差地遠。我確認沒有其他令人擔心的地方後，納悶地提出唯一的質疑：「嗯，那麼，今天怎麼還是一句話都不肯說呢？」

女孩低低哼了一聲，把頭撇得更遠，再次狠狠的瞪了媽媽一眼，說：「早就跟妳說沒事了，幹嘛還要帶我來看醫生？」直到離開診間，還是沒正眼瞧我一下，也沒對我說一句話。原來光是把一個心情很不爽的年輕人帶來看精神科，就有可能讓他看起來像個精神病患。難怪精神科的教科書裡，列舉需要和精神分裂症做鑑別診斷的狀況，其中有一項叫做「正常青少年」（Normal Adolescence）。

平時多了解是不變的祕方

按照青少年的成長背景、生活習慣經驗、同儕關係、家庭環境，以及民俗或宗教信仰等因素來判斷，上述案例到底是可以理解的行為，還是太超過常理的狀況？我想，在沒有足夠明確的證據前，不需急著用「這是有病還是沒病」二分法評斷，更非「有病就趕快吃藥、沒病不要胡思

亂想」就能解決。

　　偶爾新聞會報導有些國、高中生的家長，由於孩子在學校受了委屈而到處求助申訴，若未獲得滿意的回應便找民代或媒體控訴校方和其他學生家長，認為若不好好處理，孩子會因此「走不出陰影」。

　　但這樣做，可能更讓孩子在學校被人指指點點、被孤立或另眼相看，使孩子對人際互動、聲音、言語、情緒等都變得加倍敏感，反而製造出更大一片烏雲。

　　繼續發展下去，是有可能進入精神病高風險期，但要注意這樣的發展往往非單方向壓力所造成，也不是無法避免的。建議此時不妨先傾聽、關心、陪伴、傳達善意、保持信任的關係，避免先入為主的偏見，影響親子間以及親師之間的溝通，這樣對後續的任何變化，都一定有幫助。

　　轉學或休學不見得是最壞的結果，當事人或許覺得委屈，但若把它當作一個可以考慮的選項，有時反而豁然開朗。最理想的結果當然是化危機為轉機──取得校方的了解，彼此共同合作，把整個事件當成不只是自己孩子，也是所有孩子的機會教育。

　　青春期的孩子正在發展自己的個性，在尋求獨立的同時，對父母仍有依賴，有時彆扭起來真拿他們沒辦法。

通常求助於門診的個案狀況比較極端，且父母不是心理學家，哪曉得什麼才是「正常的風暴」？但若親子平時保有一定程度的互相了解，面對不尋常或過度激烈的情緒和行為，就可以因「實在難以理解」而提高警覺，不至於只因了解不夠、溝通不良，演變成更大的矛盾或衝突。

及早介入處置的可行性

　　病與非病之間，不見得有明顯的分隔線——常見的精神分裂症前驅症狀，不易與其他精神疾病區別，甚至會和青春期風暴混淆；出現疑似前驅症狀的人，後來不見得一定會發展為精神分裂症。精神分裂症本身的盛行率不高，若使用「篩檢」的方式找個案，容易得到較高的「偽陽性」（詳見第二章）。精神分裂症目前沒有說服力夠強的生物學上的標記（例如腦部斷層掃瞄、腦波檢查、抽血檢查等）。個案若被貼上疑似精神分裂前驅期的標記，將會是沉重的負擔，在倫理上也有爭議。

　　讀者被搞迷糊了嗎？本章開頭強調要及早發現及早處置，這裡又說不要隨便對號入座，免得自己嚇自己。這是因為精神分裂症一旦發生了，一定要「及早」診斷及治療，然而若因此「太早」就鳴起警報，弄得眾人緊張兮兮，反而矯枉過正。不過，由於處於高風期的個案，多少都有一些情緒、生活、人際互動上的困擾，藉由適當的介入處置，多少還是有幫助。

　　這裡不用「及早治療」，而用「及早介入處置」一詞，是為了避免造成錯誤的印象，以為在疑似前驅期時，

最好趕快用藥治療。

　　的確在十多年前，研究早期精神病的醫師和學者，期待在還未明顯急性發病時，能夠僅憑很低劑量的抗精神病劑就阻擋嚴重精神病的發作。他們認為這樣既比較不會有副作用，也不需要長期治療。豈不一勞永逸？

　　很可惜，事實上效果並沒有這麼理想。這樣的藥物治療方式，只能將未來一年內發病的機率從30%降至20%左右，並不是趕快吃藥就不會發病。且即使只用劑量很低的藥，也不會減少副作用的發生，這可能是因為尚未急性發作的個案，對藥物較似乎較為敏感。

　　因此在所謂「超高風險期」投予抗精神病藥劑，並不是目前主流的建議處置方式。不過不是不能用藥，而是要小心、短期、試探性地使用，而且最好請教專門看這類患者的醫師為宜。

　　還有什麼其他早期介入處置的方式呢？通常不用等到急性精神病發作，患者在超高風險期，個人的能力、人際關係、學業或工作表現，就會開始出現問題，因此早期介入的重點，可以放在調整目標、排除及抒解過大的壓力。此時短期使用抗焦慮劑、助眠劑，搭配足夠的休息，提供心理及情緒上的支持、認知行為治療等，讓個案學習如何

調降對周遭過度敏感的解讀，能較輕鬆地忽略所謂「類精神病經驗」、拿捏合宜的人際互動關係、合理地自我評價、建立規律的生活節奏，以及注意均衡的營養，補充魚油等，都有可能降低發病的機會。

及早介入處置還有一個重要的好處，就是在現實感未明顯脫節之前，醫師比較容易和個案建立信賴的治療關係。前面提過雖然在高風險期用藥還是有可能發病，但至少在症狀明顯惡化前便能迅速發現異狀，做出診斷，且在信賴的基礎上，個案比較容易配合治療，有機會以較低的藥物劑量達到不錯的效果。前面也提過，精神病未治療期（DUP）越短，治療的效果有機會越好，也可以降低罹病對於日常生活各種功能的影響。

成長歲月中，總有波瀾起伏。在日常生活裡，個人的精神狀態，特別是從青少年踏入成年的階段，也如天氣般時晴時雨。很多的身心變化，就像氣候瞬息萬變，其實都只是大自然運行的正常現象。有時烏雲密布，以為大雨將至，沒多久卻雲開日現，晴空萬里；有時則風起雲湧，滂沱大雨傾刻狂洩而下，無法阻攔，只能側身避開，尋找安全的庇護，等待暴雨停歇，再重新出發。

隨著科技進步，儘管預測天候的能力大增，但想要

控制天候，實務上仍不可行。與其期待科學家發明可以改
變暴風雨的技術，還不如平時做好水土保持，減少對環境
的危害，保養大自然的修補能力，並且透過現有的預測能
力來提高警覺，趨吉避凶，順勢而為，才能將災害減至最
低。想在日常生活中避開發生精神病的風險，應該也是同
樣的道理吧。

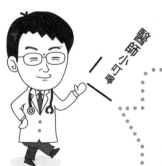

醫師可以說

無論用什麼字眼、不管後續是否
一定會發生精神分裂症，只要出
現前驅症狀所描述的現象時，宜
適度提高警覺，若在追蹤時，情
況明顯惡化，即可提供適時的介
入處置。

【第六章】

如何與病共處？

治療精神病不要只困在「藥」與「不藥」上，
努力尋找調整期待與適應壓力的方法，
配合正確心態來用藥，
才是與病共處的王道。

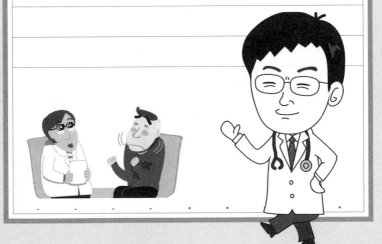

精神病會好嗎？

提出診斷、建議治療方式之後，接下來醫師最常被病患和家屬問到的問題就是：「這個病會好嗎？」

在回答之前，得先定義什麼叫做「病好了」。通常，急性的疾病，例如細菌感染，使用抗生素完成一定的療程，多半可以藥到病除；單純骨折，將傷處妥善接合固定一段時間，新生的組織就可以讓身體恢復原先的功能。當然也有比較棘手的感染症，或產生併發症的複合性骨折，但一般來說，急性病就像車子故障，進廠檢查問題出在哪裡，只要維修保養一番，出廠上路不是問題。

而慢性病就比較需要時間解釋了。例如糖尿病、高血壓是兩個最常見的慢性病，當一個人的血糖、血壓開始偏高時，身體會出現一些症狀提醒我們必須控制飲食和體重、持續運動、調整生活習慣等，也許不用藥物治療，就可以得到明顯改善。即使是正在接受藥物治療的患者，耐心依循上述做法，也可能有降低用藥量甚至停藥的機會。如果「病好了」指的是不再需要用藥，有些慢性病患者的確可以達到。

然而慢性病比較常見的狀況是，減藥時血壓等生理

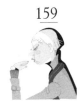

指標就顯示異常，所以必須長期服藥來保持血糖或血壓穩定，同時也降低全身性心血管疾病的風險。這樣算不算病好了呢？

那麼，退而求其次吧，只要按時吃藥，人看起來都正常，這樣也可以算病癒了。但是，一樣是按時吃藥、看起來正常的精神病患，卻常被認定「只要還在吃藥，就是病還沒好」。

精神病為什麼很難醫好？

百年以前的精神病患者，被當成異端、癲狂、笑話、危險人物，或是不定時炸彈。由於無法見容於一般社會，只能在底層打滾、在街頭流浪，像個邊緣人。加上現實感不佳，判斷上容易出問題，一旦出事不是被監禁、就是在療養院終老，也有被視為恥辱而遭親人禁錮，成為家族中不可說的祕密。這些現象在十九世紀末，神經科學的認知提升之後，才逐漸改觀，但精神病患還是面臨種種偏見與困難的挑戰。

1950年代以後，治療精神病的藥物陸續研發出來，但患者和家屬仍對治療一知半解，有些是狀況已經很嚴重，不得已才送來治療，患者的未治療期長達數年以上，治療

效果不如預期。也有社會過度樂觀地以為有藥可醫了，再也不用把可憐的患者「關起來」，因而倉促地「去機構化」（deinstitutionalization），結果造成街頭遊民大增，病情不容易控制，路上看起來「怪怪的」人反而變多了。

　　病情若已很嚴重，甚至是慢性化之後才就醫，其實對治療非常不利，即使幻覺、妄想控制住了，認知功能和一般生活的障礙不僅仍需要時間恢復，也需要投入其他資源來協助。若只依賴藥物，就會造成「治療好像也沒什麼用」的印象。此外，早期的抗精神病劑副作用相當多，例如治療期間會出現類帕金森氏症，整個人看起來面無表情、走路像機器人、口水一直滴，讓一般人對治療的疑慮更深。

　　加上精神病在停藥後容易復發，有人形容，根本是用藥來「控制」，而不是「治療」，更別提「痊癒」了。不然就是住院的時候「乖乖的」，出院後很快又「打回原形」，到底有沒有辦法醫好呢？這些現象，除了起因於對精神病不了解、諱疾忌醫之外，跟對治療的期待、醫療資源是否足夠、生病後的調適等都有關。

因人而異的預後

我們都知道，儘管生一樣的病，有人或許沒啥大礙，有人卻可能會很嚴重。同樣的，不幸染上重症，奇蹟復原的例子儘管罕見，但也不是完全沒機會。同理，不同的精神病預後會有差別，而即使同樣患了精神分裂症，預後也是因人而異。

第三章中「其他常見的精神病」一節提到，有些短暫性精神病，的確是像急性感染症一樣，來得快去得快，可以恢復到看不出來生過病。但沒有人能保證不會復發，尤其是這類短暫性精神病的患者，如果生理、心理及家庭環境、社會處境問題沒有得到根本解決，就很容易再發病。

同樣地，因身體疾病併發的精神病症狀，多半可在生理問題解決後就得到改善，但有些生理傷害要花很多時間才能恢復，甚至若已經造成不可逆的損傷，預後就沒那麼樂觀。

在過去被認為很難醫治的妄想症患者，只能帶著偏執、抑鬱、害怕、憤恨等情緒，孤傲地終老一生。但其實，撇開妄想的部分，患者的一般功能經常沒有太大障礙，在藥物幫助下，讓心理得到較大的調適，反而可以豁然開朗，陰霾一掃而空。治療妄想症最困難之處，往往在

於患者認為問題都是別人造成的，和自己無關，或者認為這是心理問題，不信藥物可以改善。

比較難纏的還是精神分裂症。確診為精神分裂症的患者，想要完全不吃藥而保持不復發，十個當中恐怕不到一個。這樣的陳述，好像印證了一般人「精神病不會好」的說法。不過若是用慢性病的角度來看，規律治療、細心保養之下，還是有相當比例的患者可以恢復到「讓人看不出來有生過病」。

另外，復原的標準牽涉到是從誰的角度來看。病情穩下來後，先前不認識患者的人，可能看不出來他有什麼精神上的問題，但原本熟識的人多半還是可以察覺患者的個性、情緒反應、能力等，和生病之前多少有一段落差。

有趣的是，在某些案例中，家人覺得患者在治療後比沒生病之前好相處多了。之所以有這樣的「錯覺」，可能是家人把病情穩定的狀況，跟發病的「前驅期」時那個喜怒無常、無可理喻的人來做比較。

無論如何，醫學講究實證，用不著粉飾太平。雖然有復原極佳的案例為病患和家屬帶來希望，但大多數的精神分裂症患者，難免都經歷過辛苦而冗長的病程，需要很大的勇氣與毅力，以及對病情充分的了解和接受，加上親人

的支持與鼓勵，才能避免病情惡化，在復原的路上繼續向
前邁進。

藥物扮演什麼角色？

常聽人說「心病要用心藥醫」，這句話固然沒錯，但什麼才是單純的「心病」，哪種「心藥」才有效？前面已反覆提到，精神疾病是綜合生物、心理、社會因素交織影響所造成的結果，而精神病又是精神疾病中相對較嚴重、生物性致病機轉影響較大的病症，藥物在精神病的治療上，自有不可取代的角色。不過在用藥上，一直存在幾個迷思有待澄清。

吃藥有用嗎？

跟一般生理疾病的藥理學比較起來，精神疾病的藥理學有個很大的不同點──身體的毛病通常可以弄清楚致病的生理機轉是什麼，再去尋找、設計、篩選、試驗出有效的藥物，以得到治療的效果。精神病則太過複雜，很難完全釐清生理上出了什麼問題，有時是先觀察到某種物質似乎可以改善某些精神症狀，才回過頭推測這個病可能的致病機轉。

儘管看似「不夠科學」，藥理學家和臨床醫師們還是努力遵循科學方法，檢驗一個個化學物質是否可以有效

幫助精神病患，並且從中獲得寶貴的經驗與知識，來更了解精神病是怎麼回事。2000年的諾貝爾生理醫學獎，就是頒給三位鑽研神經傳導作用的學者，其中瑞典學者卡森（Arvid Carlsson）是最早也最深入研究神經傳導物質多巴胺（dopamine）的大師。

現階段關於精神病的治療方面，抗精神病劑（antipsychotic），特別是它的抗多巴胺（anti-dopamine）作用，對幻覺、妄想、狂躁、混亂的言行等正性症狀，效果是可以肯定的。但對精神分裂症的負性症狀以及認知功能障礙，則還沒有足夠的證據顯示，哪種藥物可以確實改善這些問題。目前有很多研究在尋找除了影響多巴胺功能之外，能夠作用在其他的神經傳導物質，或作用在其他神經生理機轉的治療方向。

藥的副作用是不是都很大？

在宣稱藥物有效之前，都要先確認它的安全性，只是對於安全性的要求，也是隨著時代在進化。1950年代抗精神病劑剛問世時，儘管副作用再多再明顯，例如嗜睡、動作遲緩、各種不自主運動、靜坐不能、女性生理期的影響等，但因沒有更好的選擇，有時會加上一些其他的藥物來

醫｜學｜小｜常｜識

多巴胺
（Dopamine）

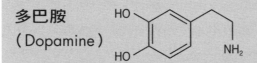

多巴胺是大腦和人體裡自然產生的重要化學物質。瑞典學者阿爾維德‧卡爾森（Arvid Carlsson）確定多巴胺為腦內資訊傳遞者的角色，即所謂「神經傳導物質」，而贏得了2000年諾貝爾醫學獎。

大腦內的多巴胺是由特定的神經元製造，依其投射聯結的腦區，引起及調控不同的功用，包括運動控制、動機、覺醒、情慾、感覺、認知、獎勵等功能。

常聽到的帕金森氏症（Parkinson's disease）即是大腦基底核的黑質（製造多巴胺的神經元）細胞減少而導致的運動功能障礙。

精神分裂症與多巴胺的關係，則沒有這麼直接的連結，並不能單純歸因到大腦中哪一個特定部位多巴胺的功能太強所造成。而是由「抗精神病劑可減少患者的妄想、幻覺與狂躁，而每一種抗精神病劑都有拮抗多巴胺的功能」，間接推論而來。

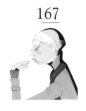

對抗、減緩這些副作用。但這些「抗副作用」的藥，本身可能又帶來額外的問題，如口乾、眼花、排尿或排便困難等，副作用好像沒完沒了。

1990年代開始，出現所謂的第二代抗精神病劑，對多巴胺的拮抗作用較輕，雖然還是有可能發生上述副作用，但沒那麼嚴重。這些新一代的藥有其他副作用，較常見的如肥胖、高血糖、高血脂等。目前公認最有效的藥物clozapine，則有更長一串的副作用，特別是對造血功能的影響，因此讓它無法列為第一線的治療選擇，甚至在初次使用時，很多醫師會要求個案住院觀察，以策安全。

沒有一種藥物絕無副作用，何況每個人有個別差異，很難在確認絕對安全之後才開始治療，若過度擔心副作用而遲疑用藥，可能錯失治療的最佳時機。這的確是兩難，如何權衡輕重，值得謹慎考量。

藥是不是吃了就會上癮？

所謂「上癮」或「藥物依賴」，指的是身體原本不需要這東西，一開始用時會有短暫欣快、愉悅的感覺，但用過幾次之後，就會造成心理變化而對這藥物產生一種非用不可、不用就會不舒服的感覺，如果要戒除，需要經歷一

段不愉快的時間才能熬過，即所謂的「戒斷期」。惡名昭彰的海洛英、安非他命等，都是容易上癮的物質，常見的酒精，成癮性雖然沒那麼強，但一旦上癮也很麻煩。

　　至於精神科的用藥，安眠鎮靜類的藥物是比較可能產生習慣性甚至依賴性，也就是說突然停藥時，容易出現明顯的不舒服。相對來說，治療精神病常用的抗精神病劑，成癮性相當低，沒生病的人吃了，可能只有副作用帶來的不舒服。

　　通常醫師要一直叮嚀精神病患者「若不吃藥，病情容易不穩、惡化、復發」，患者才肯好好長期配合用藥。因此對於精神病患者來說，用藥是「治療」，而非「抵癮」，這點一定要分清楚。

是不是要吃一輩子的藥？

　　其實若沒有必要，本來就不用吃藥！任何疾病、任何藥物都應遵守這個原則，問題在於如何界定「必要」。從前文「精神病會好嗎？」一節中的介紹中，讀者應多少得到了概念——急性、片段的精神病症狀，在病情改善後有機會停藥，也不用擔心馬上會復發。疑慮比較多的，還是在於精神分裂症是不是要吃一輩子的藥。

讓人有點失望的是，精神分裂症患者發病後，停藥而不復發的機會，大概不到十分之一。即使現在較多患者在發病不久後就開始用藥，治療效果也不錯，然而一旦停藥，復發的機會還是相當高，一、兩年間可達五成甚至八成。在這裡必須提醒大家：就算一直服藥，也還是有可能復發，但風險可以減少到兩成以下。可惜單憑這個數據，還是很難說服不想吃藥的人持續服藥。

　　臨床上，面對二十歲上下的患者時，很難「狠下心」肯定地回答：「對，就是要吃一輩子的藥。」畢竟要預言「一輩子」真的太沉重，何況醫學可能會有大突破，或許未來會出現神奇配方來解決這個問題。但在此前，保險的做法是長期規律地用藥。另外要提醒讀者的是，追蹤期間

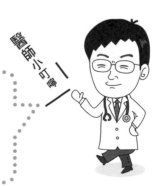

醫師小叮嚀

不需要把藥物視為「控制」的工具，試著把藥物當成「協助康復」的利器，這樣對穩定病情很有幫助喔！

可能有機會調降劑量，但是藥量減輕時，要冒一點可能會
復發的風險，所以一定要跟醫師商量並密切配合。

　　治療精神病，藥不是萬能，但若要求我治療時不用藥
物，就像自廢武功後去面對難纏的敵人，可是萬萬不能。
沒有哪一種抗精神病劑可以藥到病除，但是在藥物的幫助
之下，患者才有辦法用其他的方法來自助，周遭的人也比
較容易提供有效的支援，協助他們度過難關。

患者與家屬是命運共同體

　　如果被確診是精神分裂症，任何人都不會好受吧。著名的美國精神科醫師庫伯勒-羅絲（Kubler-Ross）曾提出一般人面對不治之症時，通常要費一番工夫，經過震驚否認、生氣憤怒、討價還價、沮喪逃避等心路歷程，才能一步步過渡到「接受」的階段。在這過程裡，最重要的就是要有正確的認知。

　　本書一再強調，精神病是「腦子生病，表現在情緒、行為、認知、衝動控制、現實感判斷方面的異常症狀，治療後有機會得到改善」。只要能理解、接受這個觀念，思考一下「我是不是病了」，患者就可以免除很多猜測、擔心，甚至折磨。例如妄想症患者千辛萬苦找證據，一直覺得全世界與我為敵，豈不是太孤單害怕了嗎？若能換個角度，考慮一下「也許是我病了」的可能性，就好辦多了。

治療中的生活課題

　　一旦確定需要持續治療，面對用藥時還是要有適當的心理準備。首先是副作用的問題，現在的藥物資訊公開透明，只要藥物出現任何副作用的機率超過一定的百分比，

就必須在藥袋上清楚註明。這樣一來，有時反而讓人看了就怕，哪裡還敢吃藥，更何況有些病患習慣把任何不適都歸咎於藥物副作用。

事實上，有些副作用在一開始服藥時比較令人困擾，用藥一陣子之後身體會逐漸適應；有些副作用可以靠自身的努力，例如飲食控制、規律生活、運動等來避免；有些則要靠其他輔助藥物來減緩；還有些副作用則是一旦出現就必須調整劑量，甚至停用。這些都可以和醫師好好討論，不要擅自決定。

其次是心態。常有人認為吃藥就表示我是病人、表示我的病還沒好、表示我不夠堅強得依賴藥物……彷彿吃藥帶來許多負面形象。實際上，不吃藥並不會讓患者變正常，反而可能因為不吃藥、病情不穩，別人一看就知道有病。所以不妨把藥當成是幫助我們的朋友，這樣心裡會輕鬆點。

至於人際互動上該留意什麼呢？儘管自己和家人接受生病的事實，專業人員也一直透過衛教宣導，莫將精神病污名化，甚至連精神分裂症的名字都改了，但不表示一般社會大眾就能以平常心包容對待生病的人。建議可以先做好心理準備，對外來的偏見不需要照單全收，同時也虛心

檢視自己是否在不經意間出現失當的言行舉止。

此外，到底該不該向雇主或同事透露自己的病情？說了怕被另眼對待，不說又怕在一般標準的要求下無法勝任工作。其實，就算是身體方面的疾病，我們也不一定會對雇主或同事和盤托出。比較重要的是，我們明白「量力而為」的重要，清楚了解自己可以做些什麼、無法做到什麼，我想這才是和雇主溝通的重點。

家人和親友可以做什麼？

如果家人罹患了精神病，親友面臨的第一道難題常是「怎麼勸他就醫？」特別是沒有「病識感」的精神病患者。其實，是不是精神病、是什麼樣的精神病，家人不用太傷神，只要以「關心」為出發點，告訴他家人注意到了最近他和之前不太一樣、擔心他是不是哪裡不舒服，是否睡不好、吃不下、心情悶、靜不下、胡思亂想等等，鼓勵他接受協助。陪同就醫時，提供客觀的報告，然後把診斷和說明的任務交給醫生就好。

很多家人朋友在聽聞摯愛的親人罹患精神病時，也會經歷一段心理歷程，有時「無法接受」的情緒反應甚至比患者本人還嚴重，反而造成患者的另一重壓力。家人和患

者必須目標一致，才能減輕彼此的負向情緒。同樣的，對於疾病及用藥正確的認知，是幫助患者最重要的第一課。

　　有時家人太關心反而幫了倒忙，例如想鼓勵患者，希望他要靠意志力，不要依賴藥物；或者過度緊張，漏吃了一次藥，就以為馬上會復發，急得像熱鍋上的螞蟻；有時過度保護，篩除所有可能的壓力源，卻也可能斷絕了有益的互動；甚至愛之深責之切，告訴病人再不振作、找個工作獨立生活，就只好送去療養院……。其實家人的出發點都是善意的，只是在做法上不見得有效，甚至可能造成反效果。

　　若家人相處原本就不融洽，很容易在壓力下將指責無限上綱。醫院裡不時會出現家屬互罵的場面，責怪都是因為對方教養不當；也有人說「我們家這邊都沒這種遺傳，一定是你們家的基因有問題」；或是長輩怪罪女婿媳婦沒好好對待孩子，才會變成這樣。這些話宣洩了一時的情緒，卻可能帶來更大傷害。

　　此外，家人間不一致的態度，也會讓患者無所適從，比如說爸爸不希望孩子吃藥，媽媽卻擔心不吃藥病情會惡化。姊姊認為病人不該有任何壓力，不讓患者去找工作，弟弟卻看不慣哥哥整天在家無所事事，言詞間總是故意刺

激。還有熱心的眾家親戚，轉告從別的案例（多半是不同的病症）聽來的各種療法，以及很不一樣的治療結果，讓當事人和照顧者更加為難。

有的老爸爸老媽媽擔心自己百年以後，生病的兒子該怎麼辦，於是趕快幫他娶個老婆；也有的父母擔心結婚生子的壓力太大，儘管孩子已經恢復得很穩定，有了體貼懂事的對象，也絕不贊成婚事……。這讓我不禁嘆謂：這樣重要的人生大事，真的該用「有病」、「沒病」的二分法，當做決定的唯一標準嗎？

的確，家屬和病患處在同一艘船上，他們的壓力有時不亞於患者。目前很多地區有家屬自助團體，例如康復之友協會，可以分享訊息和資源，互相支持鼓勵。建議家屬

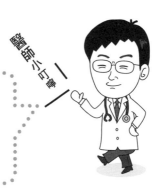

醫師小叮嚀

「病會不會好？能好到什麼程度？」好與不好，其實是相對的概念。與其一直緬懷過去，懊惱所失去的，不如把握還能擁有的，謹慎而認真的往前走。

們也要積極學習、調適、向前看，才能和病患攜手朝康復
之路前進。

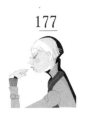

調整期待與壓力因應

　　精神病是生理上的某些特質在心理調適的過程中，遇到壓力超過可以正常運作的臨界值時，而出現的精神功能障礙。先天的體質或許不容易改變，需要藥物的幫助，但心理層面及客觀環境上，還是有調整空間。

抗壓要領

　　有病就要治病，沒病時平常先強身，接受適度的壓力挑戰。問題是在還沒發病之前，如何知道什麼是「適度」呢？這當中要考慮到個別差異。所謂「抗壓性」只是一個概念，很難客觀測量，有些人喜歡挑戰新鮮事，不刺激就不過癮；有些人習慣一板一眼，按部就班則一切順利，突然大變動就手忙腳亂。因此對A是稀鬆平常的事情，對B可能是莫大壓力，很難說怎樣才是最「適度」的。

　　人有趨吉避凶的本能，順勢而為壓力自然較小，但也要為預期外的逆境做準備才行。鍛鍊抗壓性的原則是：選擇一個比現在的自在狀況稍微困難一點的任務來嘗試，才能在實務層面和心理層面學到新的技巧、得到進階的體驗。等能力提昇之後，再往上一級試探，若發現實在太吃

力時，毋需過於勉強，暫時退一步，等時機更成熟時再試
一下。

　　這個道理聽起來再簡單不過，但「知易行難」。不妨
多看多聽，從觀摩比較當中學習，發展出適合自己的調適
壓力模式。

對病不對人

　　精神病發病時，不僅患者，甚至連周遭的親人，都
像捲入一場風暴，一不小心就被颳得千瘡百孔、面目全
非。「到底發生什麼事了，一向疼愛我的家人，為何變得
如此面目猙獰，強迫我做我不想做的事？」家人也很憂心
痛心，「為什麼突然間完全不可理喻，把我們當成仇敵，
根本變了一個人似的？」不明就裡的旁觀者，可能火上加
油說風涼話：「一定是你們如何如何，才會造成這般那
般」，不管是無知還是惡意，都令人難以消受。

　　對精神病擁有正確的認知，可以建立恢復正常生活的
信念與希望。明白這些異狀只是「病了」的警訊，就醫時
不至於慌亂彷徨。當然，精神病急性發作時，會造成病患
與家屬很大的情感負荷，但仍應盡力讓抱怨、指責、衝突
等負面情緒平息，才能對患者提供有效的幫助。

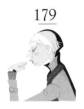

　　記得「對病不對人」。重要的不是誰對誰錯，而是誰正在受苦，需要大家幫忙。當患者無理取鬧時，要避免隨便放話，例如「你若不好好吃藥，醫生就要幫你打針、把你關起來，我們也不要理你了。」應改為好言相勸：「吃藥能幫你靜下來，我們才能好好溝通，弄清楚是怎麼回事，也不用擔心會發生什麼危險。」如果真的沒辦法說服，就要請醫生幫忙，該住院就住院，情況改善自然就能出院。

修補人生中失落的一頁

　　風暴過去，免不了滿目瘡痍，但自怨自艾沒辦法帶我們回到美好的過去，不如學學電影「亂世佳人」的女主角，先好好睡一覺，明天又是新的一天。臺灣之光王建民，在美國職棒大聯盟綻放光芒後，幾次受傷倒下，經過漫長治療復健，終於回到了投手丘。球迷們不忍苛責他球速不如之前快，成績也明顯下滑，還是願意稱讚他的勇氣與毅力。不管之後的成績如何，他已經為大家上了重要的一課。

　　首先要能衡量現實，尊重專家的意見，接受必要的治療。縱使失敗也不輕言放棄，持續依現實狀況調整自己的

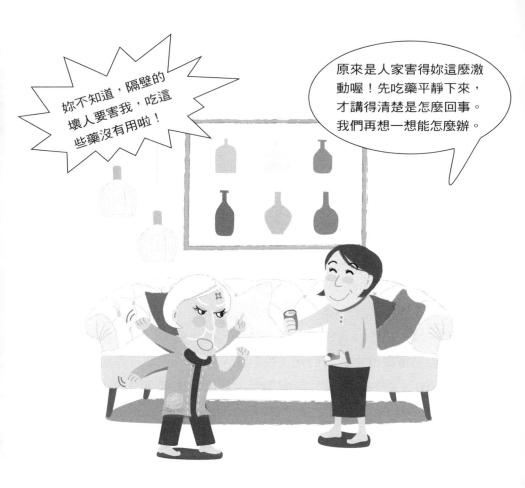

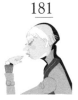

期待和因應模式，給自己一個合理的目標，看看生命會走出怎樣的一條新路。精神病患回歸正常生活的歷程，和選手回歸球場的路途，不是一樣的嗎？自己若不努力，又如何能爭取到再一次發光的機會？

　　精神病的復原過程的確漫長辛苦，尤其是精神分裂症患者生病之後，常有缺乏動力、持續力不佳、社交能力下降、認知功能退化等問題，而讓做事時的執行功能、問題解決能力、挫折忍受度和情緒調節等方面受到影響。偏偏外表卻好手好腳、耳聰目明，說是生病、領了殘障手冊，別人不見得相信，還可能覺得只是懶惰、甚至懷疑是不是裝病。

　　有的患者會選擇自我放逐、怨天尤人、活在過去，也有人是把苦往肚裡吞、消極認命。但怨天尤人也好、退縮自閉也好，都必須面對一段不容易的漫長歷程，何妨乾脆積極調適。最重要的是，要能接受生病之後的自己，或多或少會和先前有一段落差，必須重新調整期待、價值觀以及壓力因應模式，才不會覺得處處碰壁，走投無路。並且，在適當的時候，和適當的人討論自己的困難，適度紓壓，以免一不小心又把自己壓垮了。

　　修復的歷程，沒有明確的路標與指示，只能摸著石頭

過河，安全第一，小心為上。很多人說生了一場大病，對
生命會有不同的體認和看法。的確，精神病更是如此。這
一段個人的，獨一無二的生命歷程，既然不能抹去，何不
安然與病共處，來日再下一段精采的註記，重新定義自己
的價值。

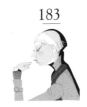

【結語】

期待雨過天青、撥雲見日

　　社會不安事件三不五時就挑動大眾敏感神經脆弱的一面，出版社頻頻催促進度，希望本書能解讀者的部分疑惑。為難的是，處於這麼多元文化的社會，儘管見識過不少「看似怪、疑是病」的個案，仍遲遲無法完稿，擔心屆時來看診的盡是「就只是怪，還能怎樣」的奇人異士。不過前輩們總是砥礪我輩，要有使命感哪！我試著從讀者容易進入的主題出發，從行醫多年的各種案例中篩選歸納，感性與理性並行，字斟句酌多時，終於完成所有篇章。

　　本書寫作開始時，「精神分裂症」這個詞已經用了一百年，但本書完成時，此症在台灣已改名為「思覺失調症」。還好改名對於本書內容並無任何影響。如果改變稱呼是「去污名化」的作為，這本書所採取的則是深入瞭解以破除迷思的正面態度。

　　再記一個寫書期間看到的案例。

　　一位三十多歲的上班族，三年前離職努力準備難度頗高的專業證照考試，但連續兩年成績都不理想，去年初開始退縮、敏感、多疑、情緒起伏大，年中明顯發病，出現典型的妄想、幻覺和混亂言行，在某診所積極治療幾個月後病情完全緩解，目前已確定可以回去原來的工作。患者自行上網查閱醫療資訊後，完全認同自己是精神分裂症患者，來到門診是為了諮詢是否還需要繼續服藥。如果沒有家人在一旁確認他所描述的病史和治療過程，我根本看不出他有什麼問題，這位患者和一般印象中的精神病患截然不同。

　　希望本書再版時，可以有更多這樣的案例放在第四章。藉由知識的力量讓更多人對精神病不再害怕、勇於面對、積極治療。若能普遍達到這種預後，介紹精神病的書應該也會出現相當不同的樣貌吧！

【附錄】

延伸閱讀

· 《快樂童年好EQ：培養開朗自信的孩子》，2014，商志雍，心靈工坊。
· 《精神分裂症完全手冊：給病患、家屬及助人者的實用指南》，2011，
  福樂‧托利（E. Fuller Torrey），心靈工坊。
· 《他不知道他病了：協助精神障礙者接受治療》，2003，哈維亞‧阿瑪多，
  安娜麗莎‧強那森（Xavier Amador、Anna-Lisa Johanson），心靈工坊。
· 《不要叫我瘋子：還給精神障礙者人權》，2003，派屈克‧柯瑞根，
  羅伯特‧朗丁（Patrick Corrigan、Robert Lundin），心靈工坊。
· 《謝謝你們，我的離島病友：浪人醫師飛向醫療現場的生命故事》，
  2012，吳佳璇，日出。
· 《認識精神病》，2011，丁智培編著，國家。
· 《精神分裂症：認知理論、研究與治療》，2011，Aaron T. Beck、
  Neil A. Rector、Neal Stolar、Paul Grant，心理。
· 《心理疾病的認識與治療》，2009，林家興，心理。
· 《杜鵑窩的春天：精神疾病照顧手冊》，2007，楊延光，張老師文化。
· 《精神病臨床個案管理：致病性‧壓力模式》，2006，黃富強，香港中文大學。
· 《一股腦兒全知道》，2005，胡海國，精神健康基金會。
· 《日常生活精神病理學》，2003，弗洛伊德（Sigmund Freud），華成圖書。
· 《蘿莉的美麗境界》，2002，蘿莉‧席勒，雅馬達‧伯納（Lori Schiller），智庫。

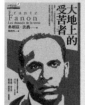

大地上的受苦者

在全球化對弱勢地區已然形成新殖民剝削的今天，法農的諸多觀點，都能讓我們看清當前的許多現象，原是源自整個殖民主義／資本主義的淵藪。

弗朗茲‧法農⊙著
楊碧川⊙譯　　MA036/352頁/定價420

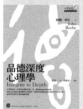

品德深度心理學

結合東方與西方的靈性學說，以榮格學派為工具，深入探索品德深度心理學的第一本專著。

約翰‧畢比⊙著
魯宓⊙譯　　MA037/184頁/定價280

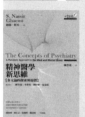

精神醫學新思維
【多元論的探索與辯證】

作者針對多元論模式的優點，並進行明確清晰的哲學探討。帶領讀者完整探究這門專業的各個面向，並建議如何從多元論的角度來瞭解精神疾病。

納塞‧根米⊙著
陳登義⊙譯　　MA038/472頁/定價600

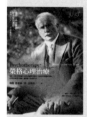

榮格心理治療

榮格心理學實務最重要的著作！馮‧法蘭茲是榮格最重要的女弟子，就像榮格精神上的女兒，她的作品同樣博學深思，卻無比輕柔，引人著迷，讓我們自然走進深度心理學的複雜世界。

瑪麗－路意絲‧馮‧法蘭茲⊙著
易之新⊙譯　　MA039/320頁/定價380

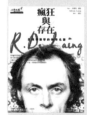

瘋狂與存在
【反精神醫學的傳奇名醫 R.D. Laing】

★特別推薦：王浩威、楊明敏推薦，陳登義審閱

英國精神科名醫 R.D. 連恩，被譽為繼佛洛伊德、榮格之後最有名的心理醫師。他的反叛意識和人道主義觀點深深影響了一整個世代的年輕治療師。

安德烈‧連恩（Adrian Laing）⊙著
連芯⊙譯　　MA040/416頁/定價420

沙灘上的療癒者
【一個家族治療師的蛻變與轉化】

★台灣家族治療教母重量級著作！
★吳靜吉、吳武典、吳英璋推薦。

吳就君老師溫暖、真誠、開放的個人風格，為「如何成為一位有人味的治療師」做出了最佳示範。

吳就君⊙著　　MA041/288頁/定價320

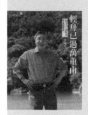

輕舟已過萬重山
【四分之三世紀的生命及思想】

本書描述了前衛生署長李明亮教授的成長境遇、人生體悟、教育思想與生命觀念，更是「一個知識份子的流浪記」，侃侃道來自身的流浪路程：從最初的最愛哲學出發，接著朝向醫學、生物學、化學，再進入物理、數學，終歸又回到哲學，淡泊明志中可見其謙沖真性情。

李明亮⊙著　　MA042/384頁/定價450

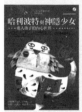

哈利波特與神隱少女
【進入孩子的內心世界】

作者是一位長期關心孩童的榮格學派臨床心理醫師，透過「哈利波特」與「神隱少女」的故事，對家庭教養、學校教育、東西方神話學提出獨到的見解。

山中康裕⊙著，王真瑤⊙譯
邱敏麗⊙審閱　　GU001/248頁/定價260

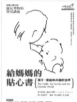

給媽媽的貼心書

本書內容是兒童精神分析大師溫尼考特醫師在英國國家廣播公司的系列講座節目，至今仍為父母必備的育兒指南。

唐諾‧溫尼考特⊙著，朱恩伶⊙譯
王浩威⊙審閱　　GU006/336頁/定價360

我不壞，我只想要愛

高雄市學生心理諮商中心邀請中心的督導、專任人員、心輔人員與諮商心理師，以深入淺出的方式，細膩敘說42則故事主人翁的小小心靈。

高雄市學生心理諮商中心⊙著
GU007/304頁/定價300

【了解你的孩子】系列（全四冊）

★英國最具權威的家庭心理健康機構：塔維斯托克診所（The Tavistock Clinic）企劃出版
★親子互動必讀聖經！
★林怡青醫師⊙審閱
★特別推薦：王浩威、林玉華、周仁宇、莊裕安、陳質采、鄧惠文、樊雪梅
★《BabyLife育兒生活雜誌》、BabyHome網站推薦！

0-2歲寶寶想表達什麼？

根據無以計數的嬰幼兒觀察經驗，帶領讀者走過從懷孕開始的各個階段。

蘇菲‧波斯威爾…等⊙著
林苑珊⊙譯　　GU008/288頁/定價320

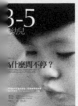

3-5歲幼兒為什麼問不停？

孩子是如何脫離學步期，又如何擴展他們的社交環境及發展情感世界，作者針對不同主題提供詳盡的引導說明，包括規矩的養成。

露薏絲・艾曼紐…等⊙著
楊維玉⊙譯　　　GU009/256頁/定價300

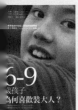

6-9歲孩子，為何喜歡裝大人？

孩子如何成長與改變？如何面對遭遇到的問題？例如霸凌、閱讀障礙、父母離異及交友困難等，本書詳細解析孩子們的心理思維及情緒起伏。

柯琳・艾維斯、碧蒂・由耶爾⊙著
楊維玉⊙譯　　　GU010/248頁/定價300

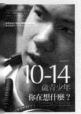

10-14歲青少年，你在想什麼？

孩子由兒童進入青春期的這個過度階段，青少年不斷測試爸媽的管教界限，到底家長可以給予孩子多少獨立空間？

芮貝佳・伯格斯、瑪格・瓦戴爾⊙著
楊維玉⊙譯　　　GU011/248頁/定價300

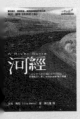

河經

★博客來網路書店「心靈養生類」圖書
★年度推薦100、聯合報書評、誠品好讀推介、網路與書雜誌選書

本書呈現印度的多元文化、靈性啟示、深刻思維，媲美赫曼・赫塞的《流浪者之歌》！

吉塔・梅塔⊙著
陳念萱⊙譯　　　ST002/264頁/定價280

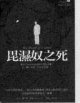

毘濕奴之死

當他的靈魂緩緩上升時，這棟樓裡所發生的一切，全都看在他的眼裡…。本書集譏諷慧黠的特色，深具靈性啟示。

曼尼爾・蘇瑞⊙著
陳念萱⊙譯　　　ST003/304頁/定價280

叔本華的眼淚

精神醫學大師歐文・亞隆深刻探觸存在與死亡的心理療癒小說，巧妙地將存在主義哲學家叔本華的一生和標準的團體治療過程交錯編織。

歐文・亞隆⊙著
易之新⊙譯　　　ST004/416頁/定價380

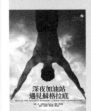

深夜加油站遇見蘇格拉底

★獲選行政院衛生署2009健康好書

了解人存在的終極意義，教導你如何成為精神勇士。本書是轟動全美、改變無數生命的心靈聖經，暢銷百萬冊，全球翻譯近三十種語言！

丹・米爾曼⊙著，韓良憶⊙譯
電影版封面/ST006/280頁/定價260

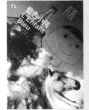

藍色小孩

本書以心理治療師與精神疾病患者之間的溝通對話為主題，深入探討藝術與創傷治療微妙幽冥的互動，文字徘徊在瘋癲與恩典的邊緣，勾勒出想像力與殘酷現實的關係。

亨利・柏修⊙著
林德祐⊙譯　　　ST007/376頁/定價380

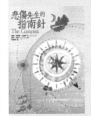

悲傷先生的指南針

★王志宏、張德芬、鄭華娟強力推薦

從你所在之處，到你想要所處之境。失去方向的人生，就像迷了途的船舶。北極星雖永恆不變，卻也有被黑暗遮蔽的時候；或是你選擇跟隨內在的指南針，展開一場意外的旅程？

約翰・史賓塞・艾利斯、譚米・克林⊙著
林婉華⊙譯　　　ST008/256頁/定價280

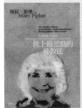

世上最差勁的佛教徒

瑪莉・派佛以特有的坦誠、謙卑，探索一生的課題：身為一個女兒、母親、妻子、治療師和追尋者。經歷漫長的探索，她終於找到畢生渴望的寧靜與安適。

瑪莉・派佛⊙著
江麗美⊙譯　　　ST009/272頁/定價320

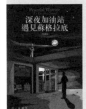

深夜加油站遇見蘇格拉底（漫畫版）

在神祕老勇士的引導下，丹展開了一趟英雄冒險旅程，跨入光明與黑暗交織的世界，開啟了一條悟道之路，最終面對一場或毀滅或解脫的殊死戰。

丹・米爾曼⊙著
廖婉如⊙譯　　　ST010/192頁/定價220

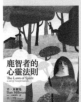

鹿智者的心靈法則

在本書，作者透過和一位虛構的智者間的一連串對話，呈現字字珠璣的心靈法則——這位智者是一位優雅、慈悲、具同理心的女性，透過自然世界的寓意來教導人生的真理。

丹・米爾曼⊙著，法藍西斯・張⊙譯
ST011/176頁/定價220

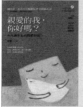

親愛的我，你好嗎？

作者從高二到大學時代，一直受苦於「快速循環型躁鬱症」，痊癒之後，她勇敢發表生病時期的日記、給親友和醫生的信件，呈現靈魂風暴中的內心世界。

思瑪⊙著　　　ST012 / 248頁 / 定價260

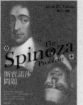

斯賓諾莎問題

★媒體報導：自由時報

當代精神醫學大師歐文亞隆的哲學家三部曲，氣勢磅礡之最終篇，精采問世！

歐文‧亞隆⊙著
易之新⊙譯　　　ST013 / 448頁 / 定價420

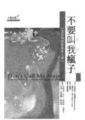

不要叫我瘋子

【還給精神障礙者人權】

★文榮光、王行、李明濱、沈楚文、金林、胡海國、陳珠璋聯合推薦

本書是為精神障礙患者和家屬的權益而寫，是國內第一本為精神疾病患者及家屬高呼不平、伸張人權的自助書。

派屈克‧柯瑞根、羅伯特‧朗丁⊙著
張葦⊙譯　　　SH001 / 368頁 / 定價380

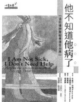

他不知道他病了

【協助精神障礙者接受治療】

★文榮光、沈楚文、金林、胡海國、陳珠璋聯合推薦

為「缺乏病識感」患者的家屬及專業醫護人員所寫的實用自助書，清晰易懂，在文字之間充滿細心的感情。

哈維亞‧阿瑪多、安娜麗莎‧強那森⊙著
魏嘉瑩⊙譯　　　SH002 / 232頁 / 定價250

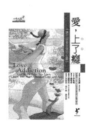

愛，上了癮

【撫平因愛受傷的心靈】

★行政院衛生署國民健康局「2004健康好書」心理健康類首獎！

★張曼娟紫石作坊「優紫／質良品」年度推薦

★朱衛茵、孫中興、謝文宜 聯合推薦

伊東明博士⊙著、廣梅芳⊙譯、王浩威⊙策劃
顏薇玲⊙審閱　　　SH003 / 320頁 / 定價280

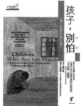

孩子，別怕

【關心目睹家暴兒童】

這本書是為了所有關心幼童的人而寫。不論政府部門或是相關輔導人員，都可以將這本書當作入門參考書，以減少盲目的摸索，迅速領會到幫助受害兒童的竅門。

貝慈‧葛羅思⊙著、劉小菁⊙譯
洪素珍⊙審閱　　　SH004 / 200頁 / 定價240

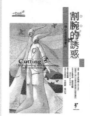

割腕的誘惑

【停止自我傷害】

★行政院衛生署國民健康局『2004健康好書』心理健康類首獎！

★洪素珍、李開敏、黃心怡推薦

以深入淺出的專業觀點，協助個案展開「重建」與「療癒」的歷程。

史蒂芬‧雷文克隆⊙著、李俊毅⊙譯
王浩威⊙策劃審閱　　　SH005 / 288頁 / 定價300

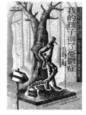

我的孩子得了憂鬱症

【給父母、師長的實用指南】

父母和師長更藉本書了解青少年憂鬱症，協助孩子進行治療，帶著信心陪同孩子邁向快樂健康成人的道路。

法蘭西斯‧孟迪爾⊙著、陳信昭、林維君⊙譯
王浩威⊙策劃　　　SH006 / 368頁 / 定價360

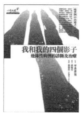

我和我的四個影子

【邊緣性病例的診斷與治療】

邊緣人格的傾向，其實觸及人性宿命的弱點，諸如害怕寂寞、內心茫然空虛、以及極端的情緒，每個人都曾有過；它乍看很神秘，但透過它，可讓我們對人類的深層心理有更深刻的體會。

平井孝男⊙著、廣梅芳⊙譯
顏薇玲⊙策劃　　　SH007 / 320頁 / 定價350

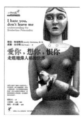

愛你，想你，恨你

【走進邊緣人格的世界】

★張玨、許文耀 聯合推薦

第一本以通俗語言介紹邊緣人格的專書，具有不容忽視的重要位置，不只可作為專業人士參考，更可為患者、家屬、社會大眾打開一扇理解之窗，減輕相處過程中的挫折與艱辛。

傑洛‧柯雷斯曼、郝爾‧史卓斯⊙著
邱約文⊙譯、王浩威⊙審閱、導讀
SH008 / 272頁 / 定價300

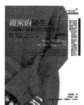

親密的陌生人

【給邊緣人格親友的實用指南】

★蔡榮裕、張凱理、周勵志 聯合推薦

專為邊緣人格親友所寫的實用指南。書中提出明確的策略和實際的做法，教導邊緣人格親友如何有效面對、處理邊緣人格者的種種異常行為，並照顧好自己。

保羅‧梅森、蘭蒂‧克雷格⊙著、韓良憶⊙譯
王浩威⊙審閱　　　SH009 / 328頁 / 定價350

躁鬱症完全手冊

★行政院衛生署國民健康局「2007健康好書‧閱讀健康」心理健康類推介獎
★《今日心理學》雜誌好評推介、破報新書介紹

帶你理解躁鬱症的成因、癥狀與醫療方式，及躁鬱症對兒童及青少年的影響…

福樂‧托利、麥可‧克內柏⊙著
丁凡⊙譯
湯華盛⊙審閱　　　SH010/448頁/定價500

老年憂鬱症完全手冊

【給病患、家屬及助人者的實用指南】

★廖榮利、孫越、黃正平、胡海國、王浩威、陳韺推薦

本書以平實易懂的文字，為關心老年憂鬱症的讀者提供完整實用的豐富資訊。

馬克‧米勒、查爾斯‧雷諾三世⊙著
李淑珺⊙譯、湯華盛⊙審
王浩威⊙策劃，台灣心理治療學會⊙合作出版
SH011/288頁/定價320

酷兒的異想世界

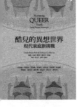

國內第一本介紹酷兒青少年成長需求的心理專書，是父母及師長的教養手冊，也是專業助人者的實用指南。

琳達‧史東、費雪、雷貝卡‧哈維⊙著
張元瑾⊙譯　　　SH012/328頁/定價380

原來，愛要這麼做

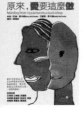

本書為身陷無性婚姻深淵、吃盡苦頭的夫妻指引一條明路。書中提出一套循序漸進的做法和實用的技巧，是一本顧生理與心理兩大層面、觀點周全且深入淺出的「性愛大全」。

巴瑞‧麥卡錫、艾蜜莉‧麥卡錫⊙著
廖婉如⊙譯　　　SH013/288頁/定價320

是躁鬱，不是叛逆

由美國躁鬱症權威醫師、心理治療師聯手寫作，閱讀本書可了解青春期躁鬱症的種類、症狀，了解如何在藥物和心理治療間找到平衡，以及認識發病的早期跡象、尋求和學校有效合作的可能。

大衛‧米克羅威茲、伊利莎白‧喬治⊙著
丁凡⊙譯　　　SH014/352頁/定價380

走出外遇風暴

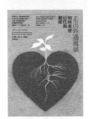

【如何重建信任與親密】

★外遇療癒終極聖經

外遇似乎是愛情的絕症。但其實，危機也可以是轉機，外遇是伴侶重新鞏固感情的絕佳機會。

珍妮絲‧亞伯拉罕‧史普林、麥可‧史普林⊙著
林婉華⊙譯　　　SH015/336頁/定價350

哭泣的小王子

【給童年遭遇性侵男性的療癒指南】

★第一本專門為男人而寫的經典之作

本書關注曾經遭遇亂倫或性侵的男性受害者，探討性虐待所造成的影響，了解成年男性倖存者的痛苦、需求、恐懼和希望，以及尋找從中復原的方法。

麥可‧陸⊙著、陳郁夫、鄭文郁等⊙譯
洪素珍、林妙容⊙審閱
SH016/384頁/定價400

愛我，就不要控制我

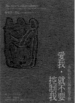

【共依存症自我療癒手冊】

梅樂蒂‧碧媞，可說是自我成長類書籍的教主。25年前，她讓全世界認識了「共依存」這個詞，今天，她以本書澄清人們對於共依存存的誤解，也發現了共依存行為如何轉變，為新世代提供了通往身心健康的指引。

梅樂蒂‧碧媞⊙著
蘇子堯、許妍飛⊙譯　　　SH017/288頁/定價320

陪孩子面對霸凌

【父母師長的行動指南】

面對霸凌，我們不必過度恐慌。因為，霸凌是學來的行為，它同樣可透過學習而修正、改變。霸凌包含了三種角色：小霸王、出氣筒、旁觀者。本書更追本溯源，探討家庭環境對孩子性格的影響，以及學校該如何輔導處置。

芭芭拉‧科婁羅索⊙著
魯宓、廖婉如⊙譯　　　SH018/264頁/定價280

教我如何原諒你？

全書以豐富的個案故事，涵蓋親子、師生和夫妻之間的背叛傷痛；擺脫陳腔濫調，在原諒和不原諒之間，呈現動態的連續光譜。充滿力量的嶄新觀點，讓受苦雙方跳出漩渦，踏上真誠和解之路！

珍妮絲‧亞伯拉罕‧史普林、麥可‧史普林⊙著
許琳英⊙譯　　　SH019/336頁/定價360

MentalHealth 010

臺大醫師到我家 · 精神健康系列
不只是怪，可能是病了：認識日常生活中的精神病
Freak or Sick: Psychoses in Everyday Life
作　　者—劉震鐘（Liu, Chen-Chung）

總 策 劃—高淑芬
主　　編—王浩威、陳錫中
合作單位—國立臺灣大學醫學院附設醫院精神醫學部
贊助單位—財團法人華人心理治療研究發展基金會

出 版 者—心靈工坊文化事業股份有限公司
發 行 人—王浩威　　　總 編 輯—王桂花
企劃總監—莊慧秋　　　主　　編—黃心宜
文稿統籌—周麗玲　　　文字整理—彭可玹
特約編輯—王祿容　　　美術編輯—黃玉敏
內頁插畫—吳馥伶

通訊地址—106 台北市信義路四段53巷8號2樓
郵政劃撥—19546215　　戶名—心靈工坊文化事業股份有限公司
電話—02）2702-9186　　傳真—02）2702-9286
Email—service@psygarden.com.tw
網址—www.psygarden.com.tw

製版 · 印刷—中茂分色製版印刷事業股份有限公司
總經銷—大和書報圖書股份有限公司
電話—02）8990-2588　　傳真—02）2990-1658
通訊地址—242台北縣新莊市五工五路2號（五股工業區）
初版一刷—2014年10月　ISBN—978-986-357-016-5　定價—240元

國家圖書館出版品預行編目（CIP）資料

不只是怪，可能是病了：認識日常生活中的精神病／劉震鐘作.
-- 初版. -- 臺北市：　心靈工坊文化，2014.10
　　面；公分（MentalHealth；10）
　　ISBN 978-986-357-016-5（平裝）

　1. 精神病學

415.95　　　　　　　　　　　　　　　　　　　103018847

書系編號—MH 010　　書名—不只是怪，可能是病了：認識日常生活中的精神病

姓名＿＿＿＿＿＿＿＿　是否已加入書香家族？ □是　 □現在加入

電話（O）＿＿＿＿＿　（H）＿＿＿＿　手機＿＿＿＿＿

E-mail＿＿＿＿＿＿＿＿　生日　年　　月　　日

地址 □□□＿＿＿＿＿＿＿＿＿＿＿＿＿＿＿＿＿＿＿＿

服務機構（就讀學校）＿＿＿＿＿　職稱（系所）＿＿＿＿＿

您的性別— □ 1. 女 □ 2. 男 □ 3. 其他

婚姻狀況 — □ 1. 未婚 □ 2. 已婚 □ 3. 離婚 □ 4. 不婚 □ 5. 同志 □ 6. 喪偶
□ 7. 分居

請問您如何得知這本書？

□ 1. 書店 □ 2. 報章雜誌 □ 3. 廣播電視 □ 4. 親友推介 □ 5. 心靈工坊書訊
□ 6. 廣告 DM □ 7. 心靈工坊網站 □ 8. 其他網路媒體 □ 9. 其他

您購買本書的方式？

□ 1. 書店 □ 2. 劃撥郵購 □ 3. 團體訂購 □ 4. 網路訂購 □ 5. 其他

您對本書的意見？

封面設計　　　　 □ 1. 須再改進 □ 2. 尚可 □ 3. 滿意 □ 4. 非常滿意
版面編排　　　　 □ 1. 須再改進 □ 2. 尚可 □ 3. 滿意 □ 4. 非常滿意
內容　　　　　　 □ 1. 須再改進 □ 2. 尚可 □ 3. 滿意 □ 4. 非常滿意
文筆／翻譯　　　 □ 1. 須再改進 □ 2. 尚可 □ 3. 滿意 □ 4. 非常滿意
價格　　　　　　 □ 1. 須再改進 □ 2. 尚可 □ 3. 滿意 □ 4. 非常滿意

您對我們有何建議？

＿＿＿＿＿＿＿＿＿＿＿＿＿＿＿＿＿＿＿＿＿＿＿＿＿＿
＿＿＿＿＿＿＿＿＿＿＿＿＿＿＿＿＿＿＿＿＿＿＿＿＿＿
＿＿＿＿＿＿＿＿＿＿＿＿＿＿＿＿＿＿＿＿＿＿＿＿＿＿

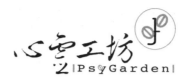

10684 台北市信義路四段 53 巷 8 號 2 樓
讀者服務組　收

免　貼　郵　票

（對折線）

加入心靈工坊書香家族會員
共享知識的盛宴，成長的喜悅

請寄回這張回函卡（免貼郵票），
您就成為心靈工坊的書香家族會員，您將可以——

隨時收到新書出版和活動訊息

獲得各項回饋和優惠方案